胃弱使用說明書

解除消化不良、胃食道逆流、胸悶、壓力型胃痛，日本名醫認證的顧胃指南

人生は「胃」で決まる！胃弱のトリセツ

池谷敏郎 著
涂紋凰 譯

高寶書版集團

前言

你或許也有「隱性胃弱」的問題。

臨到考試、約會、重要的工作之前，胃就會開始隱隱作痛；一有什麼難過的事情就會沒食慾；想和朋友一起享受美食，但吃一點就飽了。你有過這樣的經驗嗎？

想吃多少就吃多少、喝酒也不會不舒服的時候，人會連「胃的存在」都忘得一乾二淨。然而，人一旦覺得不舒服，胃的存在感就突然變得很鮮明。這就是「胃」的一大特徵。

身體內的每個臟器都是不舒服才會引人注意，但胃和每天的生活息息相關，和人生中的一大樂事「飲食」又緊密連結，所以更讓人在意，也比較容易感受到不舒服的症狀。就這一點來看，胃可以稱得上是「會說話的器官」。

和同屬於消化系統又以「沉默的器官」聞名的肝臟相比，就更淺顯易懂了。肝硬化、病毒、酒精、暴飲暴食等因素造成的脂肪肝與慢性肝炎，通常在沒有自覺症狀的情況下發展，等到發現問題的時候，都已經變成肝癌，為時已晚了。正因為如此，肝臟才會被稱為「沉默的器官」。

另一方面，胃會反映出壓力與飲食的內容，人馬上就會發出：「好痛！」、「不舒服耶……」、「悶悶的……」的慘叫，而這些慘叫就是胃的求救信號。真的非常符合「會說話的器官」這個稱呼。

有人會經常因為胃發出慘叫而苦惱不已。這些人就是所謂的「胃弱」之人。詳細內容會在第1章解說，不過，有胃病方面困擾的人，其實多到令人驚訝的地步。譬如在本書中登場的人氣美食散文漫畫《胃弱飲食》（在網站「大家的三餐」連載，之後出版成冊）主角・伊賀洋太先生，就是「沒辦法吃第二碗和大碗飯」

的超強（！）胃弱人類。即便並非胃弱到這種程度，但平常沒做什麼也無法吃太油膩的東西或喝太多酒，只要稍微不注意健康胃就會不舒服，像這樣「隱性胃弱」的人應該不少吧？

如果你懷疑「我該不會也是胃弱一族？」，可以現在馬上就翻開第2章的「胃弱程度檢查表」（第50頁）檢測看看。

其實我的胃也不算非常強健。尤其是小時候，我是一個經常撫摸胃部、拍胸口的胃弱兒童。當時因為年紀小，所以覺得自己很悲慘：「為什麼我總是在肚子痛呢？」

直到長大成為醫生之後，才知道原因。我小時候在東京郊區長大，很受祖母寵愛。祖母經常準備蒸熟的地瓜、沾醬油的烤麻糬、糯米丸子或仙貝給我當零食吃。飲料則是搭配祖母泡的濃重綠茶。乍看之下這些都是很健康的食物，但小時候我因為這些零食導致「胃食道逆流」惡化，總是有火燒心的感覺（詳細內容會在第4章解說，所謂的火燒心是胃弱一族常見的症狀。另外，胃食道逆流是被認為和胃弱有很大關聯的疾病之一。）

本書基於我自己的親身體驗以及身為綜合內科醫師診療眾多病患的經驗，探討胃弱的實況、原因與對策。卷末還準備了兩個附錄。

一個是由營養師監修的「顧胃食物迷你事典〈胃弱一族，今天要吃什麼？〉」，內容包含推薦在胃弱時使用的食材以及減輕胃部負擔的料理重點。若能在讀者外食或準備飲食時有所幫助，那將是我的榮幸。

另一個附錄是我和目前遇到最難搞的胃弱人類《胃弱飲食》主角伊賀洋太先生的對談。胃弱一族必定會對伊賀先生的生活樣貌有很多共鳴，讓人心想：「我也是，我也是！」另一方面，我也在對談中發現，伊賀先生視為理所當然的「某種習慣」可能在不知不覺中對胃造成負擔。敬請各位期待伊賀先生在對談中驚訝的樣貌。

我再來談談自己的另一個親身經歷。這件事已經在電視和雜誌上公開過，可能已經有人知道了。二十年前的我，飲食生活紊亂，壓力也很大。當然，也經常因為胃不舒服而苦惱。而且，我一直都體型微胖，處於差一點就是代謝症候群的狀態。

然而，隨著我在媒體上出鏡的機會增加，再加上又要指導民眾預防以及改善生活習慣病，讓我下定決心：「不能再這樣下去了！」就在我改善生活習慣之後，成功減重十五公斤，腰圍也變小一圈。而且，胃弱就像不曾存在一樣，現在的我過著愉快舒適的生活。

也就是說，當時我採用的生活習慣，不只讓我成功減重、減輕壓力，對胃也很好。

我並沒有從事困難的減重或訓練。只是在每天的生活中，多注意一下胃的狀況而已。為了不累積壓力，稍微試著改變想法。這樣些微的變化，讓胃和全身、心靈的狀態都得到改變。

本書毫不藏私地公開我的個人經驗以及患者嘗試過覺得有效的方法。若能幫助胃弱一族「忘記胃的存在，過了一天」幸福地生活，將會是我莫大的榮幸。

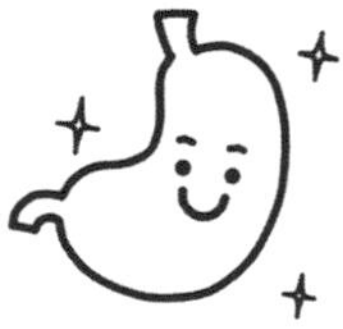

第3章　壓力為什麼對胃不好

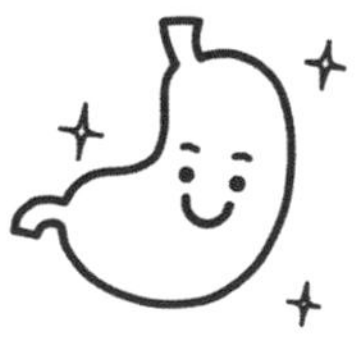

第4章　胃弱的真面目

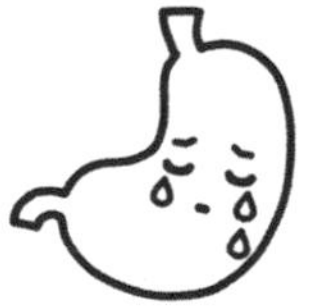

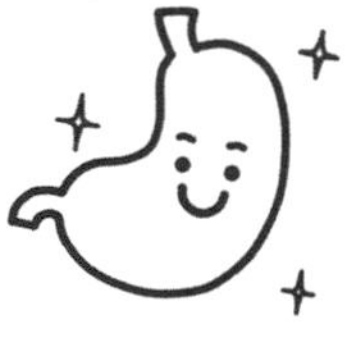

第6章　克服胃弱的方法

生活習慣篇

食物篇

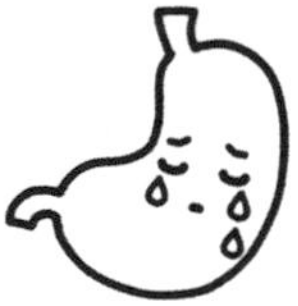

運動篇

壓力管理篇

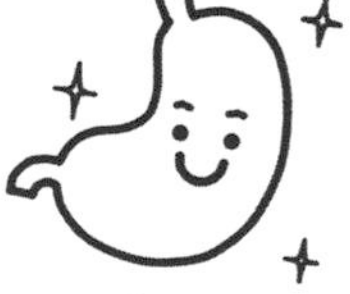

第7章　胃弱相關的Q&A……

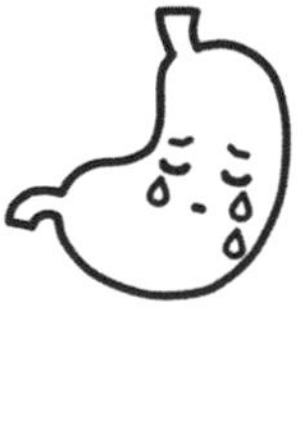

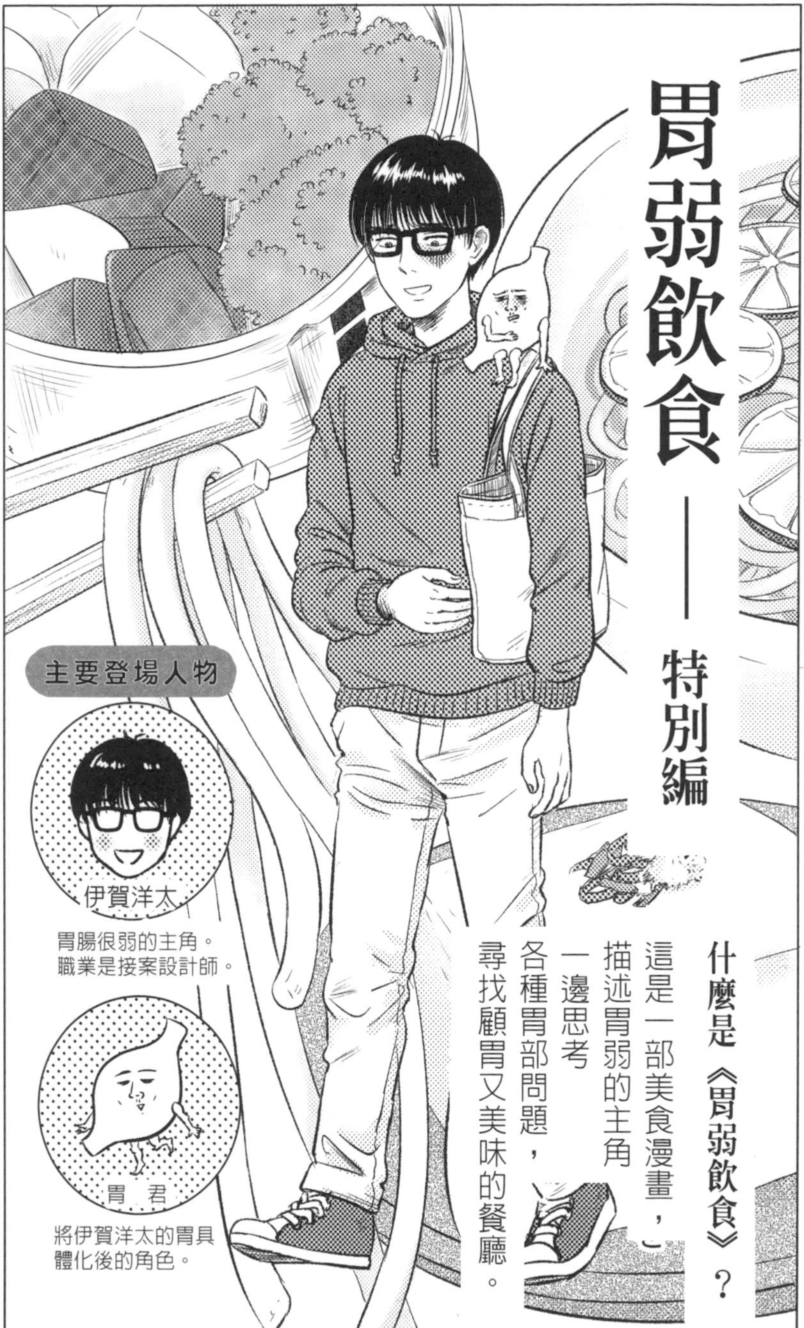

胃弱飲食
——特別編
什麼是《胃弱飲食》？
這是一部美食漫畫，
描述胃弱的主角
一邊思考
各種胃部問題，
尋找顧胃又美味的餐廳。
主要登場人物
伊賀洋太
胃腸很弱的主角。
職業是接案設計師。
胃君
將伊賀洋太的胃具
體化後的角色。

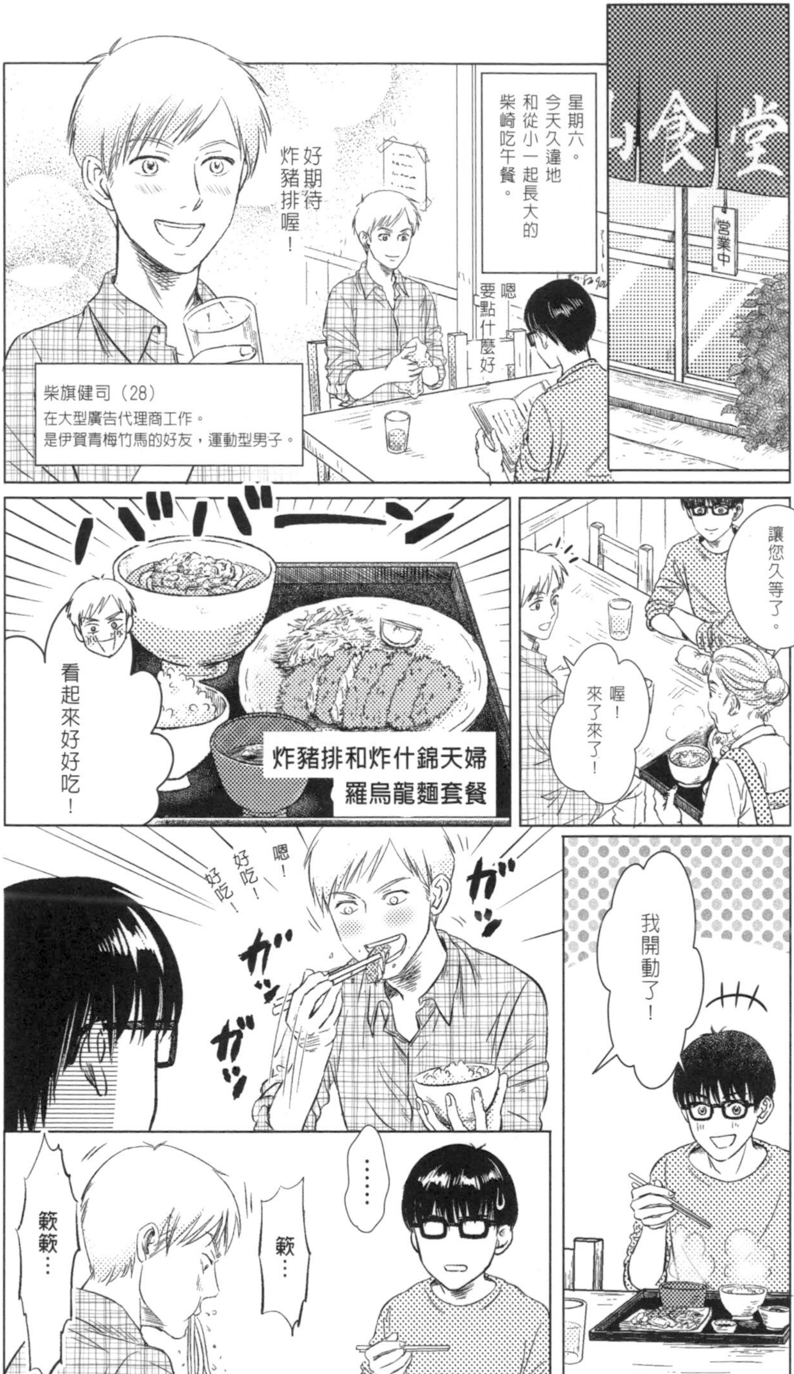

食堂
營業中
星期六。今天久違地和從小一起長大的柴崎吃午餐。
嗯 要點什麼好
好期待炸豬排喔！
柴旗健司（28）
在大型廣告代理商工作。
是伊賀青梅竹馬的好友，運動型男子。
讓您久等了。
喔！來了來了！
ババーン
看起來好好吃！
炸豬排和炸什錦天婦
羅烏龍麵套餐
我開動了！
嗯！好吃！好吃！
ガッ
ガッ
ガッ
……
簌…
簌簌…

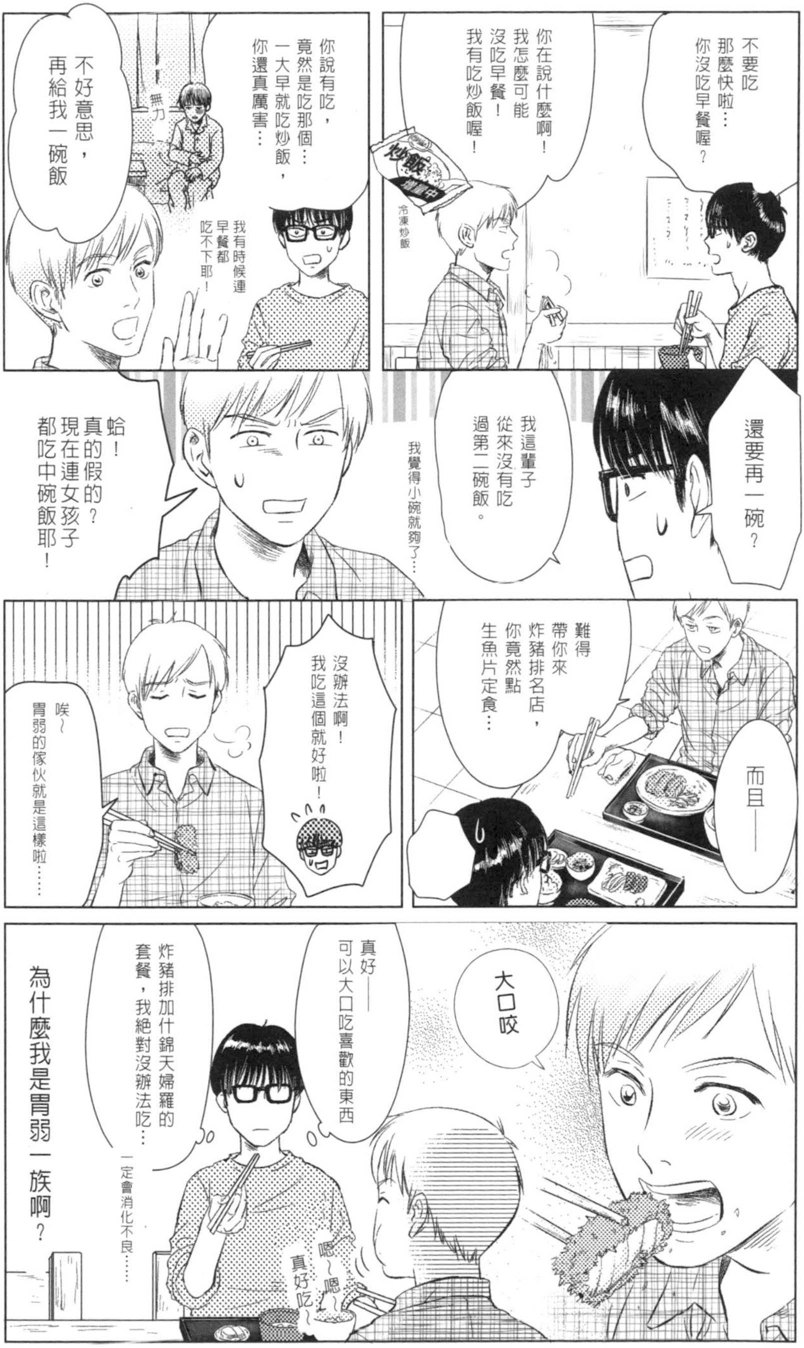
不要吃那麼快啦…你沒吃早餐喔？
你在說什麼啊！我怎麼可能沒吃早餐！我有吃炒飯喔！
炒飯
冷凍炒飯
你說有吃，竟然是吃那個…一大早就吃炒飯，你還真厲害…
我有時候連早餐都吃不下耶！
無力
不好意思，再給我一碗飯
還要再一碗？
我這輩子從來沒有吃過第二碗飯。
我覺得小碗就夠了…
蛤！真的假的？現在連女孩子都吃中碗飯耶！
難得帶你來炸豬排名店，你竟然點生魚片定食…
而且——
沒辦法啊！我吃這個就好啦！
唉～胃弱的傢伙就是這樣啦……
大口咬
真好——可以大口吃喜歡的東西
炸豬排加什錦天婦羅的套餐，我絕對沒辦法吃…
一定會消化不良……
嗯～嗯～真好吃～
為什麼我是胃弱一族啊？

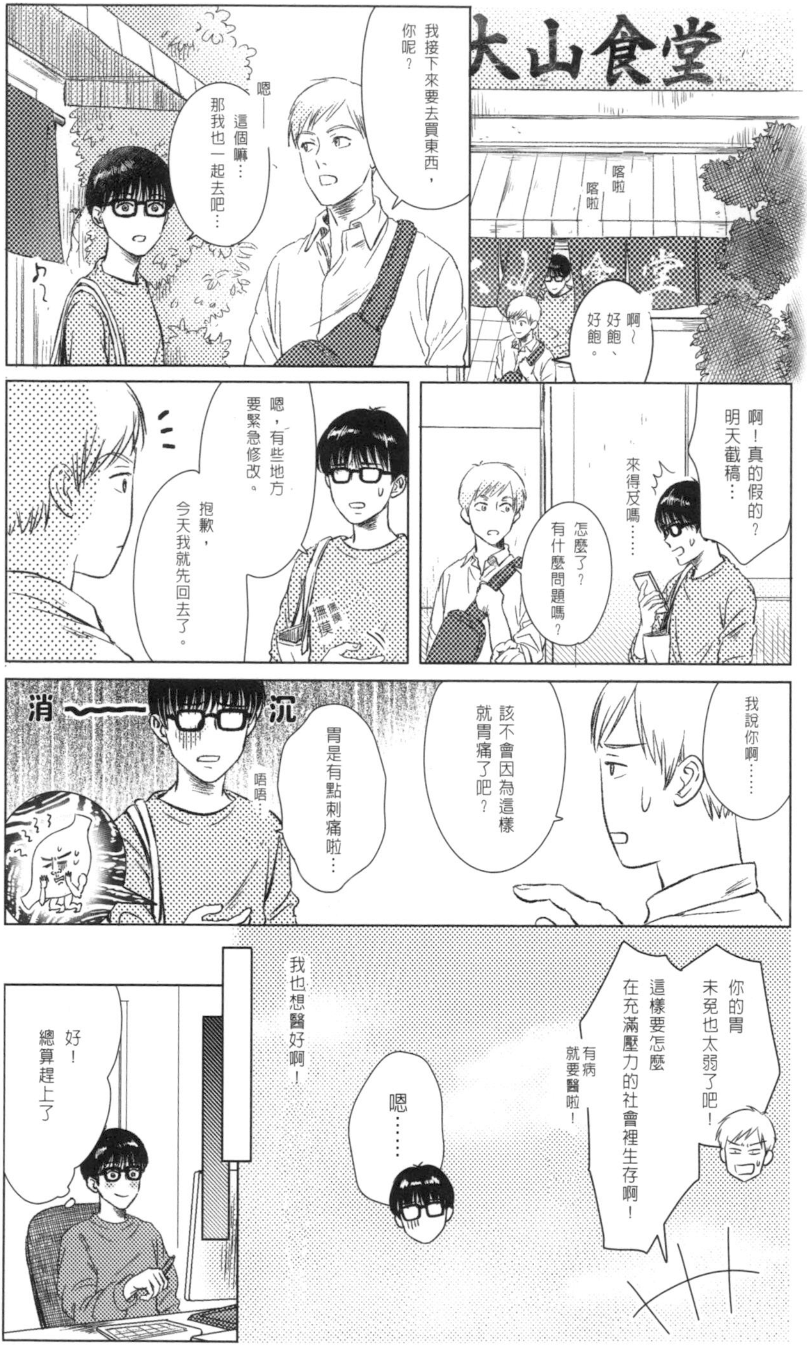
大山食堂
喀啦
喀啦
啊～好飽、好飽。
我接下來要去買東西，你呢？
嗯——
這個嘛…
那我也一起去吧…
啊！真的假的？明天截稿…
來得及嗎……
怎麼了？有什麼問題嗎？
嗯，有些地方要緊急修改。
抱歉，今天我就先回去了。
我說你啊……
該不會因為這樣就胃痛了吧？
唔唔…
胃是有點刺痛啦…
消～～～沉
你的胃未免也太弱了吧！
這樣要怎麼在充滿壓力的社會裡生存啊！
有病就要醫啦！
嗯……
我也想醫好啊！
好！總算趕上了

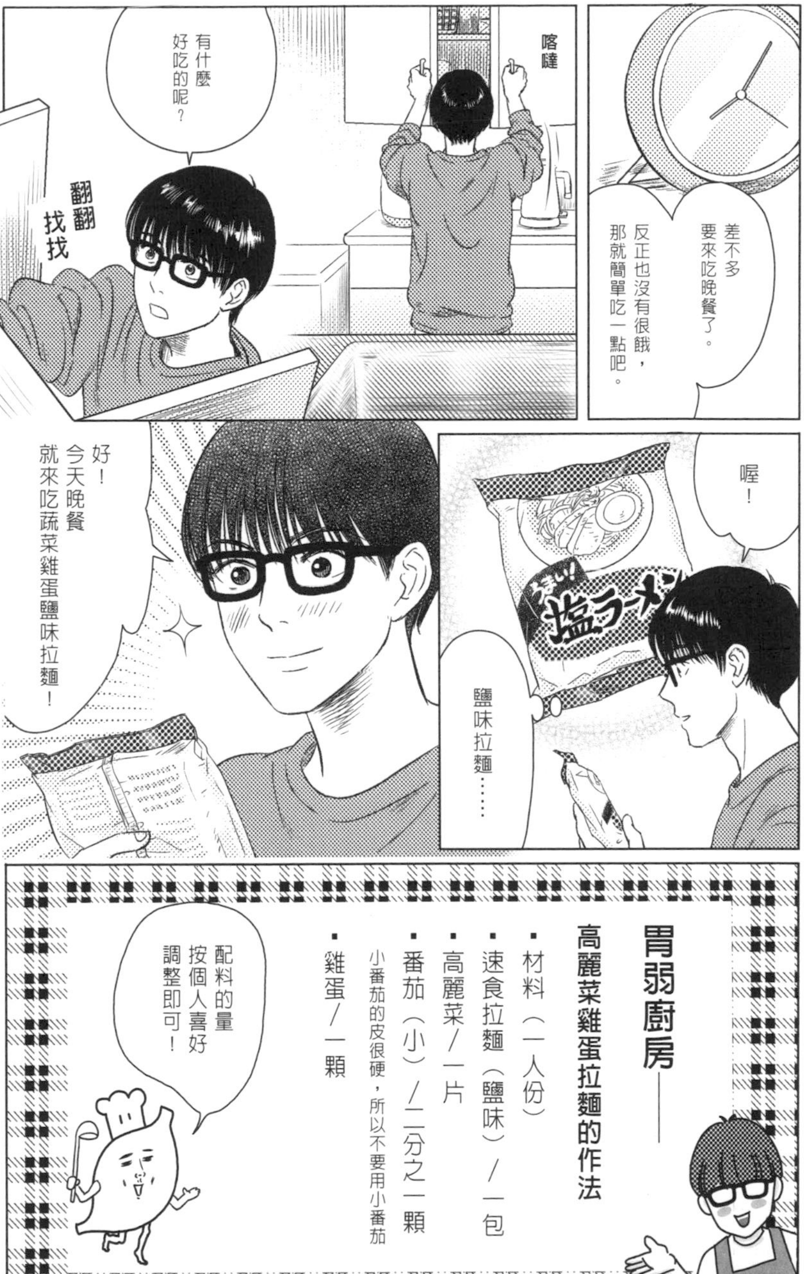
差不多
要來吃晚餐了。
反正也沒有很餓，
那就簡單吃一點吧。
喀噠
有什麼
好吃的呢？
翻翻
找找
喔！
うまい!塩ラーメン
鹽味拉麵……
好！
今天晚餐
就來吃蔬菜雞蛋鹽味拉麵！
胃弱廚房——
高麗菜雞蛋拉麵的作法
・材料（一人份）
・速食拉麵（鹽味）／一包
・高麗菜／一片
・番茄（小）／二分之一顆
小番茄的皮很硬，所以不要用小番茄
・雞蛋／一顆
配料的量
按個人喜好
調整即可！

①高麗菜切小片，番茄切成一公分大小的丁狀
可以的話，把番茄的皮和籽去掉，對胃會更溫和喔！
②在鍋中加入水，放入①的食材
高麗菜富含維生素U，對胃黏膜有很好的功效！
③等食材煮軟之後再加入麵，待煮到麵軟為止
④麵軟之後，加入調味粉拌勻
⑤最後倒入蛋液，稍微加熱……
倒
蛋稍微加熱之後，就會變成容易消化的蛋花
ジャーーン！
完成！

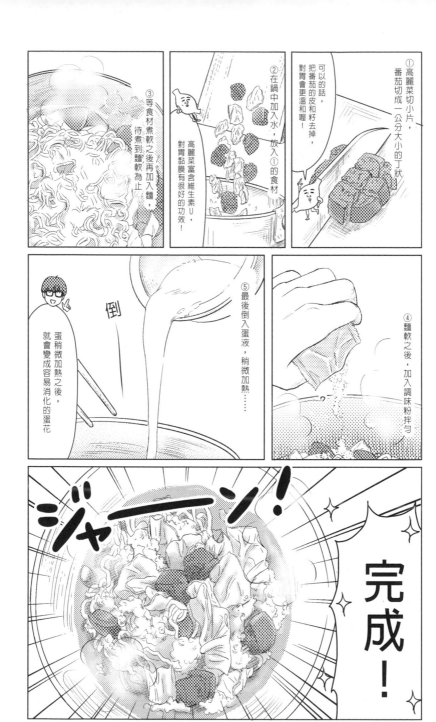

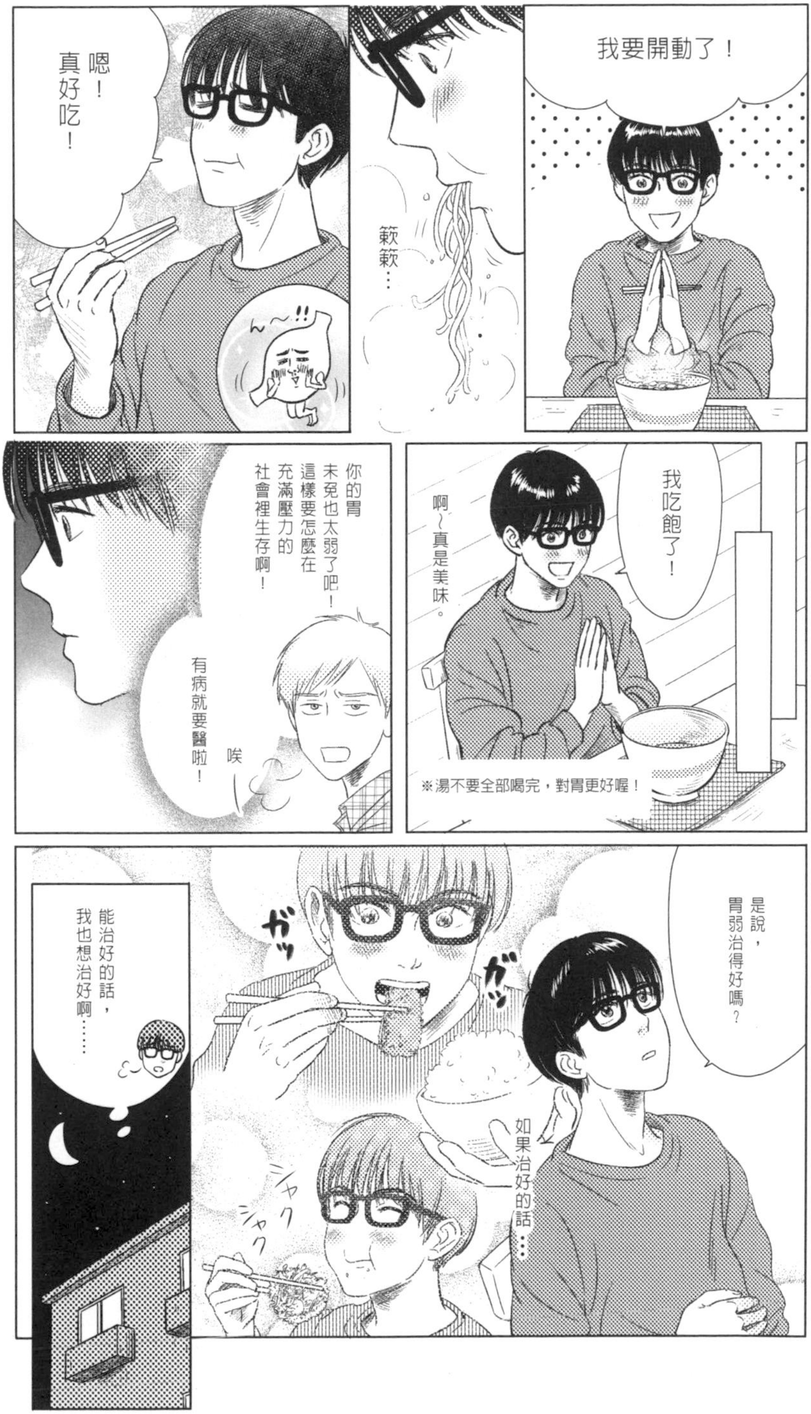
我要開動了！
簌簌……
嗯！真好吃！
ん～!!
我吃飽了！
啊～真是美味。
※湯不要全部喝完，對胃更好喔！
你的胃未免也太弱了吧！這樣要怎麼在充滿壓力的社會裡生存啊！
有病就要醫啦！
唉
是說，胃弱治得好嗎？
如果治好的話……
ガッ
ガッ
シャク
シャク
能治好的話，我也想治好啊……

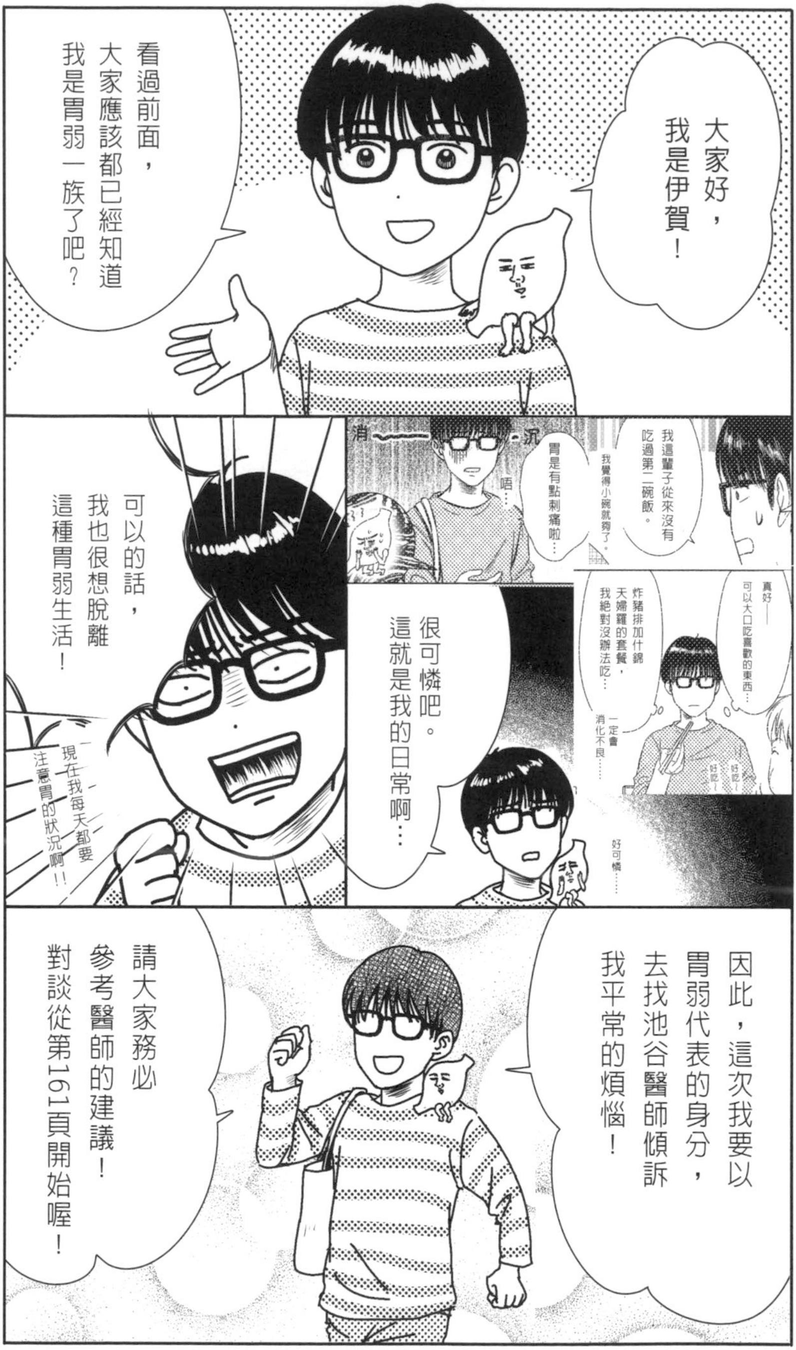
大家好，我是伊賀！
看過前面，大家應該都已經知道我是胃弱一族了吧？
我這輩子從來沒有吃過第二碗飯。
我覺得小碗就夠了。
胃是有點刺痛啦⋯⋯
唔⋯⋯
消～～～～沉
真好——可以大口吃喜歡的東西⋯
炸豬排加什錦天婦羅的套餐，我絕對沒辦法吃⋯
一定會消化不良⋯⋯
好吃～
好吃～
很可憐吧。這就是我的日常啊⋯
好可憐⋯⋯
可以的話，我也很想脫離這種胃弱生活！
現在我每天都要注意胃的狀況啊!!
因此，這次我要以胃弱代表的身分，去找池谷醫師傾訴我平常的煩惱！
請大家務必參考醫師的建議！對談從第161頁開始喔！

第1章 治好胃弱，人生就一帆風順

幸福的關鍵在於「胃」！
治好胃部不適，工作和日常生活
都會有所轉變。

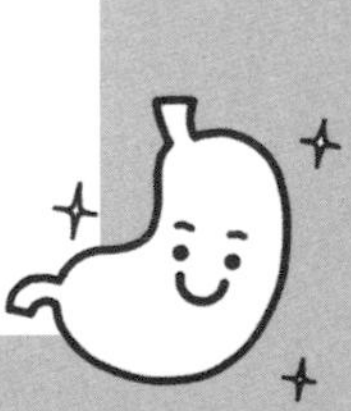

意外地有很多人都是「隱性胃弱」

有些人經常「胃隱隱作痛、想吐」、「刺痛」、「稍微吃一點就覺得很脹」、「吃烤肉、油炸食物就會反胃」、「沒有食慾」，相對地也有人是「沒辦法盡情地吃」、「吃不下早餐」、「吃完飯總覺得不舒服」、「有火燒心的感覺」。

這些就是胃弱的患者經常出現的部分症狀。你也有相同的困擾嗎？

本書將因為某種原因導致**胃（包含食道的一部分）無法正常運作、引起不適的狀況稱為胃弱**。

經常因為胃部不適而苦惱的人，一定多少有點自覺：「我應該是胃弱一族吧！」然而，有些人也會認為：「吃油炸食物本來就會消化不良。這不算胃弱吧！」不過，這其實也是胃弱的症狀。因為有這種症狀的人，本來胃部就擁有容易引起不適的條件。再加上飲食、壓力等損傷，容易使得胃部的不適變得明顯，這就是所謂的胃弱。如果胃完全沒問題，比平常多吃一點或是心裡有壓力，胃也應該完全沒有任何不適感才對。

像這樣，包含沒有發現自己胃弱的「隱性胃弱」族群在內，胃部不適的人意外地還不少。身為綜合內科醫師及心血管專科醫師，接觸過眾多病患後，我才開始有這樣的感覺。

詢問因高血壓、糖尿病來我的診所就診的患者：「最近覺得怎麼樣？」的時候，患者經常反饋：「這陣子胃經常不舒服……」、「沒什麼食慾」（這並不是因為高血壓或糖尿病影響到胃部。高血壓、糖尿病沒有這種自覺症狀，患者只是說出平時注意到的問題而已。）

針對這樣的患者，我會同時治療原本的疾病和胃的問題，在我指導患者包含顧胃飲食在內的生活習慣時（第6章會具體介紹內容），應對胃弱的方法累積得越來越多。

脫離胃弱一族，究竟有什麼好處呢？我們先從這一點開始思考吧！

改善胃弱就能提升生活品質以及健康的身體

不能盡情享受美食是一件很痛苦的事。好不容易品嚐了美食，餐後如果出現疼痛或不舒適的感覺也會令人不快，光是想到「餐後胃一定會很痛」就無法好好享用美食了。然而，治好胃弱，就能享受每天的飲食。一日三餐，一年三百六十五天就有一千〇九十五餐，可以從吃飯有壓力變成享受美食，這就是最大的優點。

而且，享受每天的飲食也是提升 QOL（Quality of Life＝生活品質）的基本條件之一。

也就是說，改善胃弱一定能讓生活變得更好。

胃部功能變好，能夠確實消化食物，腸道當然能輕鬆吸收營養。腸道吸收的營養進入血管，就會隨著血流提供養分給全身的細胞。另外，當你從「吃飯好痛苦」的壓力中解脫，副交感神經就會處於優勢，血管會因此擴張，血液就會流到身體的每個角落。因為營養充滿全身，所以體內的各種臟器的功能都會變好，皮膚、頭髮的狀況也會改善。

如果你覺得最近精力不足、無法消除疲勞，不妨試著以胃為目標改善生活習慣。

治好胃弱，工作表現也會變好！

克服胃弱的優點不只如此。我最想強調的是，治好胃弱可以提升每天的工作表現。

請試著回想一下。因為緊張導致胃部刺痛或因為宿醉反胃時，你還能集中精神在工作上嗎？腦中還能浮現很棒的點子嗎？胃不舒服的時候，應該很難百分之百發揮實力才對。

胃部不適對工作產能的影響，從資料上來看也非常明顯。

健康日本21促進論壇以二十～六十九歲二千四百名的男女為對象，調查最近兩週以內是否曾因健康上的問題或者身體不適影響到工作。假設健康時為一百

圖表 1　與健康時相比，胃腸不適時的工作能力自我評分狀況

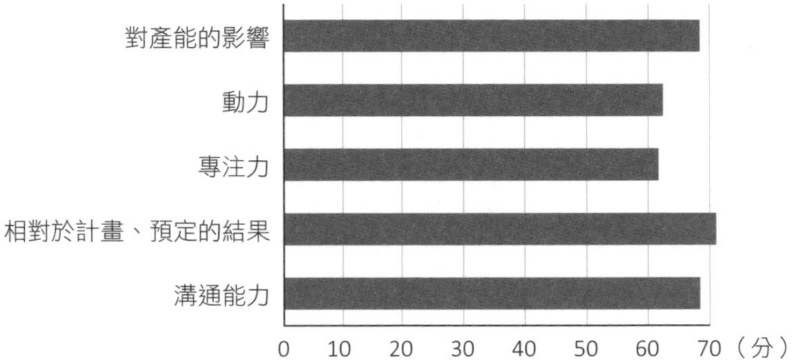

腸胃不適會大幅降低工作表現。

出處：健康日本21促進論壇〈疾病、症狀對工作效能等方面的相關影響調查〉（二○一三年三月發表）

分，請接受調查的民眾從各種觀點為身體不適時的工作表現能力評分。**結果顯示，火燒心、胃痛、拉肚子等「腸胃不適」時，工作能力只有六十八・四分，比健康時降低三成的工作能力。**動力、專注力更是降低近四成（圖表1）。

不只民眾自行評分，客觀的數值也獲得相同結果。

「WLQ-J」的客觀基準評價中，**工作產能因腸胃不適下降了百分之五・六**。這些數值當中也包含腸道不適，所以不只是胃弱的影響而已。但至少從這些資料可以了解，胃部不適很可能會讓人在工作上無法充分發揮實力，甚至會影響到公司的利益損失。（摘自二〇一三年三月發表的〈疾病、症狀對工作效能等方面的相關影響調查〉）

在SS製藥公司針對全日本二十～六十九歲男女所做的調查，也呈現相同的結果。（摘自〈胃部不適之相關意識與實況調查〉）

以過去一年曾經感受到「消化不良、胃脹氣」、「胃弱（SS製藥的調查中，胃弱意指胃部功能減弱的狀態）的八百四十人為對象，詢問「胃部不適時和健康時相比，可以發揮多少工作表現？」受訪者的回答平均為百分之六十一．五，仍然減低近四成。在自由回答的欄位中，也有出現這樣的答案：「注意力無法集中」、「動作遲緩、效率變差」、「因為不舒服導致心情不好，容易變得焦躁」、「不知道是不是因為笑不出來的關係，商談總是很難順利進行」。

我自己也有相同的經驗。三十五歲後，我負擔龐大的工作量，也就是所謂的過勞。早上要為孩子上學做準備，總是很慌忙，根本沒時間吃早餐。門診病患太多沒辦法休息，白天只能吃點餅乾墊肚子，晚上因為太餓所以吃很多，也拚命灌啤酒。我當時住在診所對面的公寓，隔天早上打開窗戶就可以看到診所外面已經大排長龍。然而，我經常因為前一天晚上暴飲暴食導致反胃，每次都想著「今天真不想工作」提不起勁去上班。白天因為吃零食而胃酸逆流，診療結束關燈之後，我就會因空腹和胃痛而進入焦躁模式。

然而，現在因為生活習慣改變，改善了胃部不適，每天都會想著「今天有什麼工作呢？」能夠在充滿動力的狀態下迎接早晨。再也不會因為胃不舒服而降低工作表現了。

像這樣，**只要胃很健康，就能確實消除降低工作效率的原因**。提升工作效率、專注力、想像力，對工作效率和產能都會有良好影響。

另外，**胃如果健康，也能解除在應酬或公司內部的溝通時的壓力**。因為只要胃健康，就可以不用擔心自己因為無法配合大家的飲食而感到尷尬，或者怕酒後會身體不舒服。就這一點來看，擺脫胃弱一族，社會交際就能一帆風順。

從「不吃早餐」的風險中解脫

胃弱一族最常見的煩惱就是「吃不下早餐」。有人是起床時沒有空腹感所以不想吃早餐，也有人是吃了早餐胃就會不舒服，狀況各有不同。

然而，**因為胃弱而不吃早餐，對人體健康而言是一大損失**。因為，早餐是一天飲食當中最重要的一餐。

有研究報告指出：「**每週吃零到二次早餐的人，腦出血的風險比每天吃早餐的人高出百分之三十六**。」腦出血和高血壓有很深的關聯，尤其腦出血是造成早上血壓上升的重要風險元素。吃早餐可以抑制血壓上升，不吃早餐則會因為壓力血壓增高。不吃早餐會使得早上血壓上升，故推測出和每天吃早餐的人相比，腦出血的風險較高。（摘自國立癌症研究中心、社會與健康研究中心、預防研究小組之合作研究主題〈早餐攝取次數與腦中風的風險〉。二〇一六年二月《Stroke》雜誌。）

另外，歐洲的研究也指出，不吃早餐的人罹患動脈硬化相關疾病的比例明顯較高。

早餐能讓你打造出不容易胖的體質

美國有一份研究報告顯示：「不吃早餐的人比吃早餐的人更容易胖」。這一點和兩大因素有關。

第一個因素是人體內的「生理時鐘」。我們的身體具備白天活動、夜晚休息的生理機制。配合生理機制生活，就能提升能量代謝、增加肌肉的生長要素「蛋白質」，打造出不易胖的體質。生理時鐘專門在調節這些機制。然而，生理時鐘一天的循環大約是二十四小時又十分鐘，和實際時間差了十分鐘。而消除這十分鐘差異的開關就是「陽光」和「早餐」。也就是說，不吃早餐就無法消除生理時鐘的落差，導致生活節奏紊亂，形成易胖體質。

另一個易胖的元素是「血糖值」。從夜晚到隔天中午長時間空腹，用餐時血糖值就會急速提升。血糖值經常突然增高，會讓胰島素的功能變差，**除了易胖之外，也會提升罹患糖尿病的機率**。

改善胃的狀態並持續吃早餐，能夠降低腦出血、動脈硬化、肥胖、糖尿病的風險。早餐不需要吃很多，也不需要精心準備。只要每天早上吃一些易消化的食物即可。擁有一大早就能吃得下食物的健康的胃，就是降低疾病風險的關鍵。

治好胃弱，腰和肩膀都會變得輕鬆！

受胃病所苦的患者，很多人都會彎腰拱背，有些人甚至會駝背。胃不舒服的時候，基本上沒有人可以挺直腰桿。整個人坐到椅子深處，屈膝拱背並撫摸著胃部，這就是經典的「胃弱姿勢」。

這是人下意識想透過屈膝消除腹肌緊縮、用手掌溫暖胃部的姿勢。然而，這種姿勢雖然能減輕腹部的負擔，但相對地這些負擔會轉嫁到背部的肌肉，也就是背部和腰周邊的肌肉上。因為一直低著頭，所以脖子也會出現肌肉疲勞的症狀。

這就是胃痛的人也有腰痛、肩頸痠痛症狀的原因之一。

只要胃部不適的狀況減輕，這種胃弱姿勢出現的機會自然也會減少。另外，為了改善胃弱，我設計了一套「殭屍體操」（第131頁）的運動，透過這些運動可以消除背部與肩膀的緊繃狀態，舒緩疼痛與痠痛。能夠健胃又消除腰痛與肩膀痠痛，不是一石二鳥嗎？

胃的狀況穩定，心靈也會變得安定

我想各位應該已經了解，改善胃部不適能獲得許多好處。

不過，好處不是只有這些而已。第3章會詳細說明，自律神經掌控胃臟，感受到壓力時，交感神經緊張會降低胃的工作效率，反之亦然。胃的狀況不好也會形成壓力，影響到自律神經，可能對身體其他部位產生負面影響。

只要改善胃或心靈其中一項，必定能使另一方的狀態也變好，既然如此，要從哪一邊開始著手呢？答案很簡單，就是從「胃」下手。

最近有很多像是憤怒管理、正念療法等心理訓練，但是要做到「不急躁」、「保持平常心、積極正面的態度」、「不受他人言行影響」非常困難。

相對而言，改善胃弱的方法就很多元。而且可以從飲食、生活習慣、運動等各種面向著手。一定能讓你感受到「脫離胃弱一族之後，心靈不知不覺中也變得溫和，想法也比較積極正面」之類的令人愉快的轉變。而且，克服胃弱之後，也會同時降低肥胖、生活習慣病的風險。沒有道理不嘗試看看啊！

第2章 日本是胃弱大國

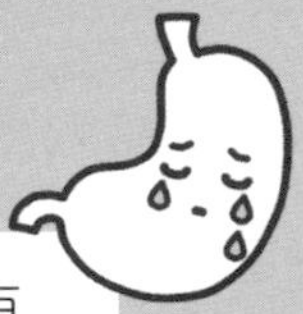

有五成的日本人是胃弱一族？
趕快來確認你的胃弱程度吧！

用資料解讀「胃弱」的實際狀態

我擁有三十年以上的臨床治療經驗，接觸許多病患後，發現有很多患者都有胃部方面的困擾。包含不覺得自己胃弱的「隱性胃弱一族」以及沒有就醫的人在內，胃弱一族的人口到底有多少呢？針對胃弱調查之後，我發現幾個很有趣的數據。

胃弱一族不一定會就醫治療

我先介紹官方調查數據。

「二〇一六年 國民生活基礎調查」（厚生勞動省）指出，因胃與十二指腸（第3章會詳細解說）就醫的人數，男性約為九十八萬八千人，女性則約為九十七萬一千人。合計人數約為一百九十六萬人（以二〇一六年「總務省統計局人口推測數據」為基礎計算），看起來人數並沒有想像中那麼多。

然而，這個數據並不代表胃弱人口。請看同一份調查中，有自覺症狀者的人數（有疾病、負傷等自覺症狀的人）。（圖表2）

- 消化不良・胃酸逆流……男性約一百一十八萬六千人、女性約一百七十八萬六千人
- 食慾不振……男性約四十五萬七千人、女性約六十八萬四千人
- 腹痛・胃痛……男性約八十二萬八千人、女性約一百四十二萬七千人

這份資料包含腹痛，而且食慾不振的原因可能不在胃部，所以不能以單純加總的方式計算出胃弱人口。然而，光是這些數據就能推測，實際的胃弱人口應該比因胃病就醫的人數還多。

圖表 2　胃相關自覺症狀者的比例

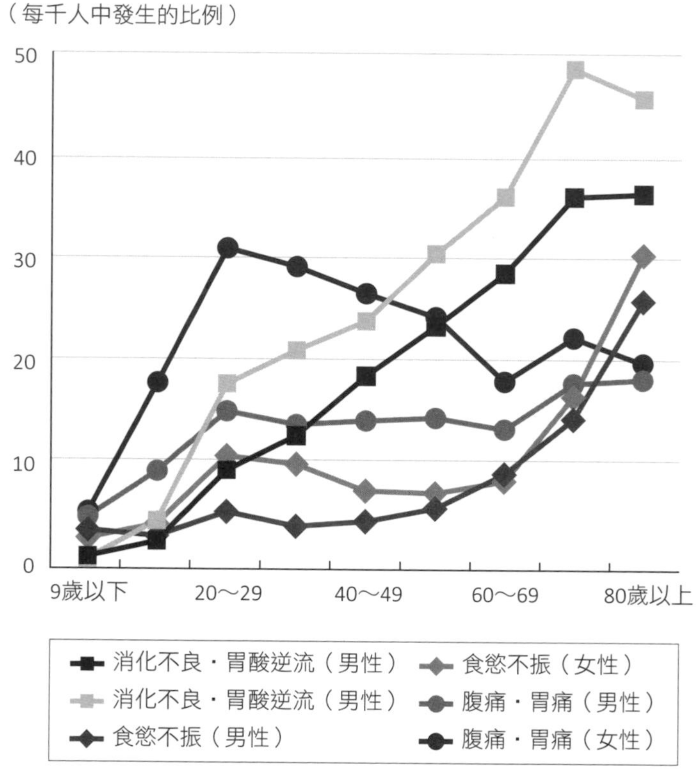

按年代別看調查結果，可發現所有年齡層中，男性的「胃痛・腹痛」自覺症狀者比女性多，而「消化不良・胃酸逆流」自覺症狀者不論男女都隨年齡增長而變多。不論原因是否出在胃部，「食慾不振」的自覺症狀者無論男女都是從六十歲之後開始急速增加。

數據出處：「二〇一八年國民生活基礎調查」（厚生勞動省）

圖表 3　胃部不適時的處理方法

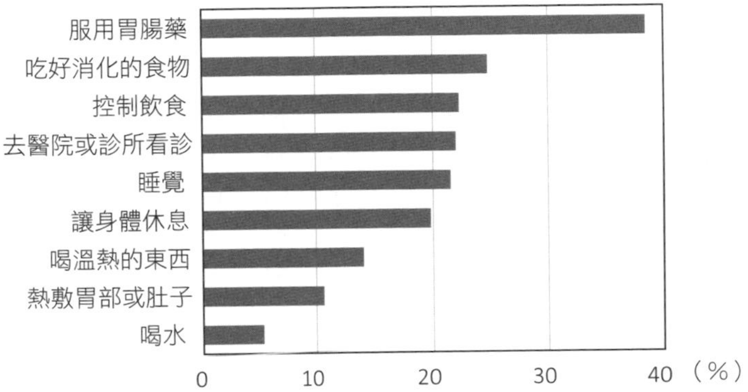

以自我治療為由，使用市售胃腸藥的人數高居第一名。順帶一提，同一份調查中顯示，約有百分之十五的人每個月使用一次以上的胃腸藥，而且很多人會反覆出現胃部不適的症狀。

出處：MyVoice Communications〈胃腸藥使用之相關問卷調查〉（二〇一七年十一月公布）

多數認為「胃弱要先自我治療」

從民間調查資料可知，很多人會自行治療胃部不適。

MyVoice Communications進行的調查（一萬人以上的問卷調查／圖表3）顯示，因為胃部不適而到醫院就醫的人只有二成多，使用市售胃腸藥的人則有約四成的比例。也有很多人採用「吃易消化的食物」、「控制飲食」、「吃溫熱的食物」等方法處理胃部不適。

每四人當中就有三人罹患「慢性胃病」，令人想放棄治療

生活資訊雜誌《The Orange Page》進行的「胃部不適」相關調查（以讀者為對象，有九百二十四位成年女性回答問卷。於二〇一七年十二月十五日公布。）也指出，很多人會以自我治療的方式處理胃部不適。

胃部不適時的處置方法「服用市售藥物」和「睡覺．休養身體」同居第一名。（各佔百分之四十五．一）第三名是「吃好消化的食物」（佔百分之四十二．五）、第四名是「控制飲食」（佔百分之三十六．六）、第五名是「到醫療機構就醫」（佔百分之三十．一）。

從這項調查讓我發現，回答「胃不舒服或不太舒服」的一百五十三人當中，有百分之七十六點五的人認為「胃部不適本來就是慢性疾病」。所謂的「慢性」，指的是症狀長期反覆，遲遲無法治好的狀態。也就是說，自覺胃部不適的人當中，每五人就有四人症狀一直沒有改善，因為治不好而放棄。

從目前為止介紹的調查資料，可以得知以下幾個結論：

- 因為某種原因感到胃部不適，也就是所謂的胃弱一族，人數並不少。
- 很多人就算有胃部不適的問題也不會就醫，而是選擇自我治療。
- 很多人認為胃部不適屬於慢性疾病，因此放棄治療。

用檢查表判定胃弱的程度

活用下頁的表格，掌握胃弱的實際狀況，確認自己是否屬於胃弱一族吧！

胃弱程度檢查表 A

針對以下的問題，請以 ABCD 回答。

A =「完全符合」　B =「大致符合」

C =「幾乎不符合」　D =「完全不符合」

經常感覺胃部不適。	A B C D
沒有食慾。	A B C D
一空腹就胃痛。	A B C D
起床時沒有空腹感，所以不想吃早餐。	A B C D
稍微吃一點東西就消化不良，或者有胃酸逆流、腹脹的感覺。	A B C D
明明還想吃，但馬上就飽了。	A B C D
不敢吃太油膩的食物，或者吃了油膩的食物就會消化不良。	A B C D
餐後會消化不良。	A B C D
餐後會覺得吃下肚的東西還留在胃裡。	A B C D
餐後會有不舒服或想吐的感覺。	A B C D
一緊張就會胃痛。	A B C D
曾感到反胃。	A B C D
經常打嗝。	A B C D

A = 3 分、B = 2 分、C = 1 分、D = 0 分，

請填寫總分。合計 ____ 分。

胃弱程度檢查表 B

針對以下問題，符合的選項請打勾。

- □ 有肩頸痠痛、腰痛的症狀。
- □ 姿勢不良。
- □ 怕冷。
- □ 習慣性撫摸胃部。
- □ 舌苔呈現白色。
- □ 偶爾會頭暈。
- □ 體型微胖。
- □ 生活壓力大。
- □ 容易拉肚子或便秘。
- □ 睡不好。或者很難入睡。
- □ 覺得胃不舒服去做檢查，但醫生都說「沒有異常」。
- □ 經常飲用咖啡等含有咖啡因的飲料。
- □ 大量飲酒。
- □ 經常吃辛辣的食物或甜食。
- □ 有抽菸習慣。
- □ 暴飲暴食或不吃某一餐，飲食不規律。
- □ 生活節奏紊亂。
- □ 經常熬夜。
- □ 常備胃藥。
- □ 經常服用頭痛藥或止痛劑。
- □ 認為自己屬於胃弱一族。

請計算打勾的項目有幾個。合計 ____ 分

判定

請合計胃弱程度檢查表 A 和 B 的分數。　合計 ____ 分

有接受過幽門螺桿菌檢驗，確診「幽門螺桿菌為陽性反應（已經感染）」卻沒有接受治療的人請加十分。（沒有接受檢查的人五分）

合計 ____ 分

0〜9 分：胃弱程度 0。你是最棒的強胃人類！

10〜19 分：胃弱程度 1。現在看起來還不算胃弱，但可能會因為壓力、生活習慣紊亂成為胃弱一族。

20〜29 分：胃弱程度 2。有可能是胃弱一族！最好多加留意。

30〜49 分：胃弱程度 3。胃弱的可能性很高！請試著改變生活習慣。

50 分以上：頂級胃弱一族！現在馬上就到醫院檢查並且徹底改善生活習慣吧！

檢查表 A　是胃弱一族常見的典型症狀。「完全符合」和「大致符合」的人，胃弱症狀的背後可能隱藏疾病風險。就算合計分數低，也請到腸胃科或內科就診。

檢查表 B　則是胃弱一族常見的特徵以及容易對胃有損害的行為。如果勾選的項目多，就表示有可能因為生活變化或壓力，導致胃弱或症狀惡化。為了能長長久久和健康的胃相處，今後請好好學習如何過著顧胃的生活。

第3章

壓力為什麼對胃不好

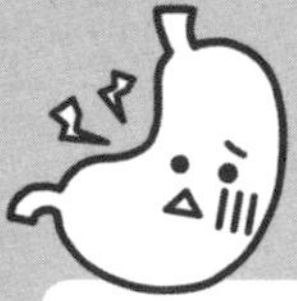

本章會一邊複習胃的工作機制，一邊解說壓力與胃之間的關係！

一起來學習胃的工作機制

你有過「因為緊張導致胃部刺痛」的經驗嗎？說到「緊張」或「壓力」大家都會認為「當然會影響到胃」，胃和精神上的壓力有密切關聯是廣為人知的常識。

既然如此，大腦感受到的壓力如何對胃產生影響呢？本章要談的就是「壓力與胃」之間的關係。

在這之前，我們先來了解胃是什麼樣的器官吧！

胃的構造

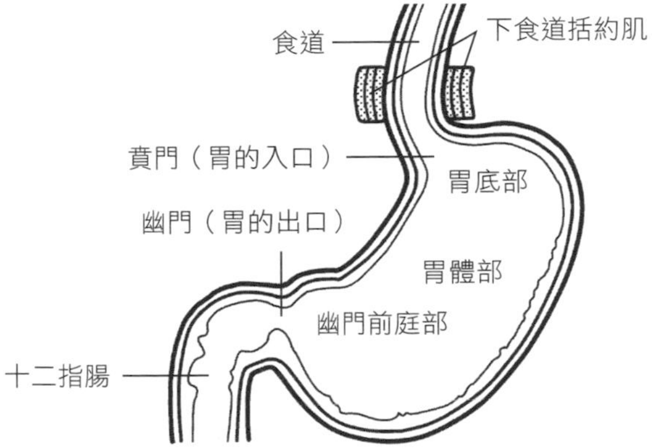

胃是消化系統中擁有最大內腔（內部空間）的臟器。為了有效率地蠕動，胃擁有由三層厚實肌肉組成的胃壁。

食物來到胃裡了！

我們吃飯之後，飯本身並不會直接被人體吸收。譬如，白飯當中的碳水化合物分解成「單醣類」這種小分子，才會被人體吸收，轉換成能量。

吃進嘴裡的食物被輾碎，分解成身體能吸收的小分子，這個過程就是所謂的「消化」。從嘴部到肛門的消化系統中，胃可以說是消化的主要舞台，扮演非常重要的角色。

在嘴裡咀嚼過後的食物會經過「食道」進入胃部。食道是由一層薄薄的肌肉形成細管狀、連結嘴巴和胃部的通道。

食道與胃的交界有「下食道括約肌」這塊肌肉。當食物進入的時候，這塊肌肉就會鬆開讓食物流入胃中。其他時間這塊肌肉都會呈現緊縮的狀態，防止食物或胃液逆流到食道內。

胃的入口處稱為「賁門」。

通過賁門的食物被運送到胃上方的胃底部，胃底部就會脹大。一般而言，食物會順從重力往下掉，所以胃上方脹大聽起有點不可思議。胃在空腹的時候成扁塌狀，當食物進入時最大可以容納一點五至二公升，所以能保存食物。

胃壁由內而外依序是以「黏膜層」、強健的肌肉層（肌外層）和漿膜層組成。黏膜上有「胃腺」，這裡會分泌出「胃酸」。

消化的過程

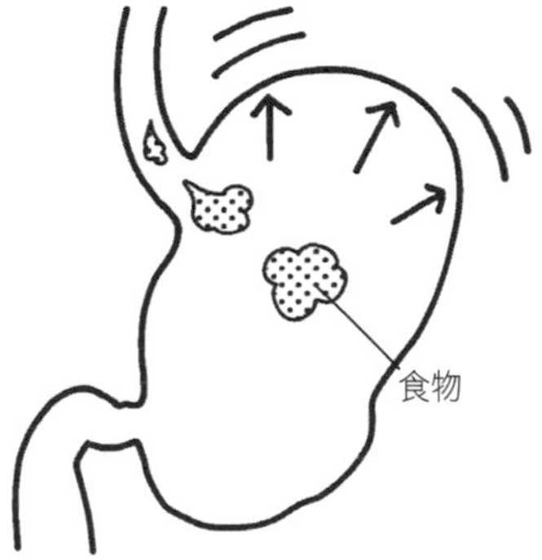

①食物進入之後，胃底部就會脹大。

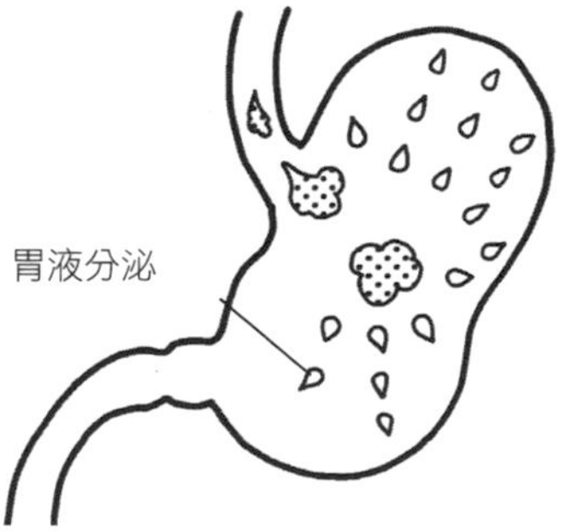

②分泌胃液。

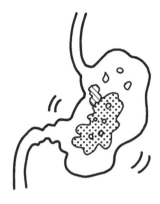

③食物和胃液混合，胃部的肌肉將食物分解得更細碎。

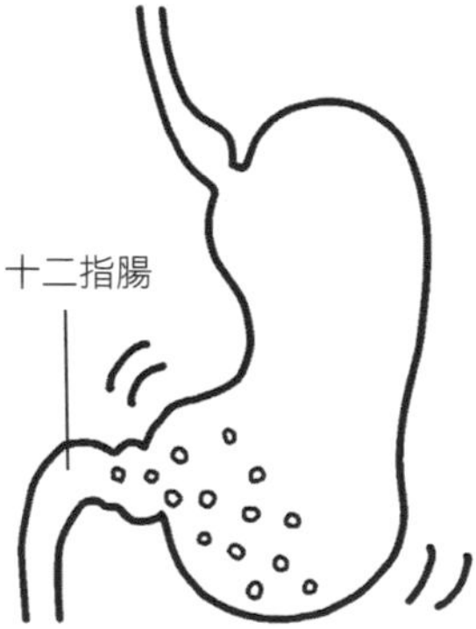

④當食物已經變成柔軟的粥狀時，就會慢慢送到十二指腸。

食物進入胃之後，肌肉就會像食物處理機一樣，將食物和胃液混合併攪碎成黏稠的粥狀。此時肌肉彷彿海浪般地拍打動作稱為「蠕動」。

變成粥狀的食物，透過蠕動從胃部的出口「幽門」送到十二指腸。十二指腸和小腸一起消化並吸收大量的食物，這是負擔很重的工作。因此，食物會在胃中混合攪拌並靜置一段時間，再慢慢送到十二指腸。

食物到了十二指腸會和鹼性的分泌物混合。這是為了中和食物內的胃液，以免傷害腸道。接著，胰臟會分泌「胰液」、膽囊會分泌「膽汁」，這些消化液和食物混合後繼續消化的流程。

到這裡為止，就是食物從口中進入到十二指腸粗略的消化過程。

「胃酸」和「胃液」有什麼不同？

「胃液」是胃黏膜上的胃腺分泌出來的消化液。主要成分為：具有強烈酸性的「胃酸」、可分解蛋白質的胃蛋白酶等「消化酵素」以及「黏液」。人體每天會分泌一點五～二點五公升的胃液。

胃液的主成分為鹽酸，屬於pH1～2的強酸。這種酸性物質和食物混合之後可以殺死微生物中的細菌並溶解進入胃中的食物。另外，鹽酸會和消化時胃內分泌的胃蛋白酶原作用，使之轉化為「胃蛋白酶」。胃蛋白酶是可以分解蛋白質的消化酵素，

胃壁的構造

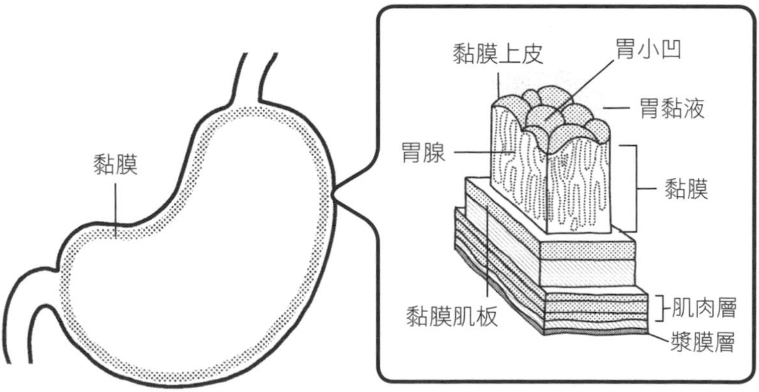

扮演胃內消化的主要角色。

內部雖然有強烈的胃酸，但胃並不會被溶解，這是因為胃黏膜上有厚達〇．五～二．五公釐的「胃黏液」包覆。胃腺分泌胃黏液，可以預防酸性物質造成損害。

現在廣受矚目的「胃部菌群」是什麼？

你有聽過「腸內菌叢」或「腸道菌群」嗎？

人的腸道內有數百到上千種、數量超過一百兆個的微生物。棲息在腸道內的微生物稱為腸內細菌，它們在腸道內壁叢生的樣子就像花田一樣，所以使用叢或群（植物相）造出「腸內菌叢」和「腸道菌群」等詞彙。

近年來，學界認為腸內菌叢不只和腹瀉、便秘、腸躁症等腸道不適的症狀有關，更和肥胖、動脈硬化、花粉症、異位性皮膚炎等過敏、自閉症各種疾病與症狀息息相關，也因此廣受全球矚目。

其實，微生物不只棲息於腸道。譬如同屬消化器官的口腔內部也有七百種以上的微生物棲息。在這裡稱為「口腔菌叢」或「口腔菌群」，以齒科領域為主，有許多相關研究。

口腔內最知名的細菌，就是造成蛀牙的轉糖鏈球菌，不過除此之外還有很多菌群，會引起牙周病等症狀。順帶一提，牙周病不只會威脅牙齒與牙齦的健康，還會影響到動脈硬化、各種心臟疾病、風濕病、糖尿病、非酒精性脂肪肝（NASH）等全身性的疾病。

另外，根據最近的研究指出，胃中也有微生物棲息，形成所謂的「胃部菌群」。

以前的常識認為「胃內有胃酸，不可能有細菌棲息」。過去，曾有一些病理學家在解剖時發現「胃內有奇怪的細菌」，但美國的病理學泰斗埃迪・帕爾默驗證後，於一九五四年判定：「胃中發現的細菌是在某處混入的，活體人類的胃中沒有細菌棲息。」因此，這樣的想法就成了定論。

顛覆這項常識的細菌，就是「胃幽門桿菌」（通稱幽門螺桿菌）。發現這個細菌的是澳洲的病理學家羅賓・沃倫與消化器內科醫師巴里・馬歇爾。一九八三年，他們在胃炎患者的胃黏膜上發現幽門螺桿菌。經過不斷研究，最後馬歇爾以身試菌，自己喝下混入幽門螺桿菌的湯，證明胃炎的原因在於幽門螺桿菌。後來在一九八四年更發表了這種菌和胃潰瘍與十二指腸潰瘍有關的論文，當時蔚為話題。這項研究成果獲得高度評價，沃倫與馬歇爾在二〇〇五年獲得諾貝爾生理學・醫學獎。

托兩位醫者的福，我們得知感染幽門螺桿菌的人，如前述提到的，罹患位癌、胃潰瘍、十二指腸潰瘍甚至胃癌的風險確實較高。也就是說，**幽門螺桿菌對胃來說簡直就是壞蛋菌種**。

第4章會詳細說明，幽門螺桿菌會對胃黏膜造成損傷，打造出容易形成胃癌的環境。而且，這對胃部菌群可能也會產生負面影響。胃內有幽門螺桿菌的狀況下，胃部菌群的多樣性會減弱，也就是說，幽門螺桿菌可能會讓本來在胃裡棲息的細菌待不下去。

這是很重要的一點。研究指出腸內菌叢只要多樣性減弱，就容易引起各種疾病。

體內本來應該要有需多種類的微生物共生，但環境卻變得只能讓少數菌種生存（這就是多樣性變弱的狀況），這會使得體內失去平衡，對身體產生負面影響。

相同的狀況如果出現在胃部，會發生什麼事呢？因為幽門螺桿菌，胃黏膜上會出現某些變化。原本應該在胃內的微生物消失，或許就會有新的微生物取而代之入侵胃部。如果新加入的菌群具有病原體，那就會演變成很可怕的結果。

針對幽門螺桿菌造成胃部菌群變化這一點上在研究階段，並沒有統一的見解，但幽門螺桿菌對健康的危害不小的確無庸置疑。針對幽門螺桿菌的感染與應對方法，容我在第4章中詳談。

胃、壓力、自律神經之間的關係

胃的工作機制會因為控制自律神經的壓力而停止運轉

言歸正傳，主題回到壓力與胃的關係。這裡的關鍵字是「自律神經」。

自律神經的功能是調整內臟的機能。自律神經中有「交感神經」和「副交感神經」，副交感神經負責對內臟發出GO的指令，而交感神經則負責對內臟發出STOP的指令，兩者的功能完全相反。（圖表4）

譬如，放鬆的時候副交感神經會處於優勢，讓胃腸的動作變得活躍，利於消化食物和吸收營養。營養會轉換成肝醣儲存在肝臟內，以備不時之需。

圖表 4 人體各器官與自律神經的關係

交感神經	器官	副交感神經
瞳孔放大	眼睛	瞳孔收縮、分泌眼淚
分泌黏稠的唾液	唾液腺	分泌較稀的唾液
擴張	支氣管	收縮
增加心跳次數	心臟	減少心跳次數
收縮	血管	
分泌	汗腺	
抑止蠕動	胃	促使蠕動
抑制分泌	胰臟	促使胰液分泌
分泌肝醣（產生能量）	肝臟	合成肝醣（儲存能量）、促進膽汁分泌
抑制蠕動	腸道	促進蠕動、排便
促使腎上腺素分泌	腎上腺	
抑制排尿	膀胱	促使排尿
收縮	子宮	放鬆
射精	陰莖	勃起

針對各個器官，交感神經和副交感神經擁有完全相反的作用。

另一方面，工作或運動時，身心都在活動的狀態下，交感神經就會處於優勢。如此一來，胃腸的動作會被抑制，相對地肌肉和骨骼等運動器官和心臟就會變得活躍。像這樣，自律神經會按狀況，控制內臟的機能。

胃的工作機制會因為壓力而停止運轉

工作太忙、人際關係不佳、努力也沒有獲得好評價，我們的生活環境中充滿很多精神上的壓力。另外，睡眠不足、運動後的肌肉疲勞、疾病等肉體上的痛苦也是一種壓力，冷暖溫差、氣壓急遽變化等環境與氣候狀況也是壓力來源。

感受到壓力時，身體為了對抗，交感神經就會開始作用，使身體進入戰鬥模式。另一方面，副交感神經會因此關閉，停止胃的消化活動。

解決壓力來源之後，讓身體休息、放鬆精神，副交感神經就會再度處於優勢，重新開啟消化活動。一直讓副交感神經處於優勢也不是好事，交感神經和副交感

神經均衡地發揮功效，不只對胃有好處，對人體來說也是最理想的狀態。

然而，現代社會充滿壓力，精神上的壓力往往蜂擁而至。如此一來，交感神經一直處於優勢，副交感神經的活動受到抑制，消化活動就遲遲無法進行。

這種時候，就算用餐胃也會因為消化能力低落而無法脹大，讓人感覺到「飯後腹脹（吃一點就覺得飽）」。另外，胃的工作能力減弱，會讓胃消化的食物長時間堆積在胃內。這就會導致「消化不良」。

再者，**感受到壓力時，自律神經的功能會失調，胃也會跟著變得敏感**。

一般而言，因為有胃黏液，所以就算分泌胃酸，胃也不會有痛感。然而，當胃過度敏感，即便胃酸正常分泌也會刺激胃部，導致產生痛覺。

還有另一個重點就是胃與血管之間的關係。胃和所有器官一樣，都擁有血管，也必須靠血液獲得營養和氧氣維持活動。然而，當人感受到壓力時，交感神經處於優勢，血管就會收縮。**結果，使得血流不順暢，胃也無法獲得充足的營養與氧氣**。

也就是說，壓力會導致血流受阻，對胃產生負面影響。

第4章
胃弱的真面目

百病由「胃」來！
找出你的胃弱成因，確實地解決吧！

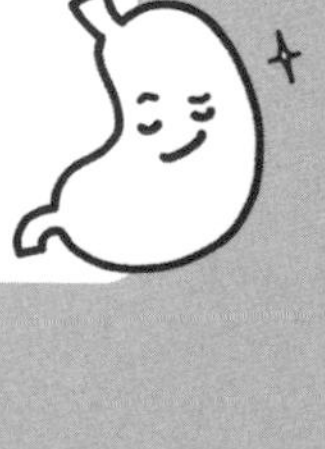

讓胃不舒服的最大原因在於幽門螺桿菌

胃部不適的原因不只有壓力而已。譬如感染幽門螺桿菌，無論有沒有自覺症狀都有很高機率會引發胃部發炎。另外，「功能性消化不良（FD）」和「胃食道逆流」疾病也可能會讓胃部感到不適。

因此，本章將介紹可能引起胃弱的各種「嫌犯」對胃會有哪些壞處以及該如何應對。

頭號嫌犯當然就是幽門螺桿菌。

最近無論是否胃弱，有越來越多人知道幽門螺桿菌的存在。即便不清楚詳情，但有越來越多人知道，這種菌和胃癌有很深的關聯。

誠如大家所知，幽門螺桿菌對胃的健康而言是一大威脅。而且，一旦感染就不會自然消失。這種菌會長年棲息在胃中，慢慢傷害胃黏膜並引起慢性胃炎，非常麻煩且危險。

五十歲以上的幽門螺桿菌感染率約四成，而且年齡越大感染率就越高，有一說認為戰後嬰兒潮世代有百分之七十的人都感染此菌。接下來，我們就來看看幽門螺桿菌在胃中到底如何生存並引發疾病。

幽門螺桿菌的雙重防護牆

幽門螺桿菌會鑽進包覆胃黏膜的黏液中棲息。如上一章所述，胃黏液是保護胃部不受胃酸侵襲的防護牆。也就是說，幽門螺桿菌藉宿主原有的防護牆來保護自己，讓自己不被胃酸消滅。

而且，幽門螺桿菌擁有「脲酶」這種酵素，可以分解胃液中的尿素製成氨。鹼性的氨可以中和胃酸，保護菌種不被胃酸傷害。這就是幽門螺桿菌的第二層防

幽門螺桿菌

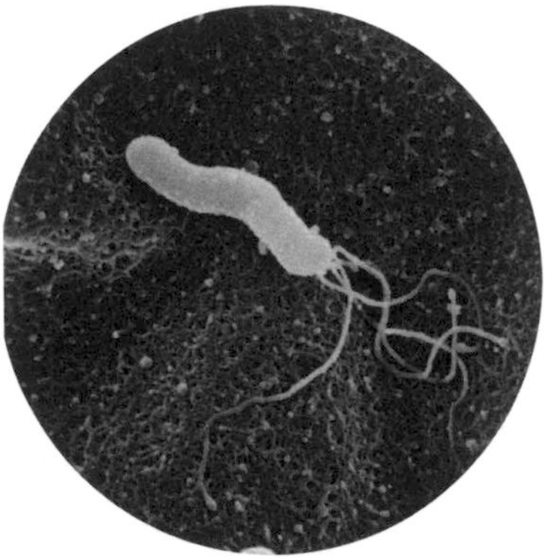

幽門螺桿菌是一種細長螺旋狀的菌，末端的數根鞭毛會像螺旋槳一樣旋轉並藉此移動。
照片：大塚製藥

護牆。

在胃這個嚴峻的生存環境，以戰略角度來說幽門螺桿菌表現非常出色，但對我們人類而言，幽門螺桿菌的強悍反而是大問題。因為幽門螺桿菌為了活下去而製成的氨以及其他有毒物質，會對胃造成傷害。

不過，幽門螺桿菌和流感或病原性大腸桿菌O-157不同，感染之後也不會馬上出現嚴重的症狀。感染幽門螺桿菌的時間點，一般是在胃部功能尚未發展完全的嬰幼兒時期。即便在成年之後幽門螺桿菌進入體內，也會在抵達胃黏膜前被胃酸殺死，所以成年後幾乎不會感染。

兒童時期進入胃中的幽門螺桿菌如果

沒有經過殺菌治療，幾乎不會消失，會長期對胃黏膜造成損害，引起胃黏膜慢性發炎的症狀。這就是所謂的「慢性胃炎」。經過研究，現在已知日本人的慢性胃炎大多都是因為幽門螺桿菌引起。

胃癌和胃潰瘍的罪魁禍首

慢性胃炎對胃的負面影響，有兩種模式。

一是引發胃黏膜發炎，降低對胃酸的防禦機制，形成胃部容易受損的環境。在這樣的狀況下，如果加上壓力等額外負擔，就容易引起「胃潰瘍」。據說，幽門螺桿菌引起的胃潰瘍，占整體的百分之七十到八十。

胃潰瘍的代表性症狀有胃痛、反胃以及食慾不振。也有人會出現胃酸逆流、打嗝、胃脹、消化不良、想吐等症狀。而且，胃潰瘍繼續發展下去，潰瘍的部分會有出血、穿孔等現象，可能引起吐血、貧血、便血等症狀。

另一個負面影響是慢性胃炎引發胃癌的風險增高。用內視鏡觀察感染幽門螺桿菌的胃，就會發現無論有無自覺症狀，幾乎百分之百都有胃發炎的情形。（這種狀態稱為慢性活動性胃炎）持續幾年之後，胃黏膜會變得脆弱，發展成「萎縮性胃炎」。萎縮性胃炎指的是胃黏膜像是受到嚴重磨損般變得非常薄弱的狀態。

症狀繼續發展下去，部分的萎縮性胃炎會出現「腸上皮化生」的現象。這是指胃細胞變得像腸黏膜一樣，開始具有吸收作用的狀態。這樣的機制目前還未研究透徹，不過報告已經指出，出現腸上皮化生的現象後，罹患胃癌的風險就會變高。

即便受感染，也不一定會出現症狀

在思考幽門螺桿菌與胃弱的關聯時，最麻煩的是幽門螺桿菌可能是胃弱的成因，但幽門螺桿菌即便引發胃炎，患者本人有時也不會出現自覺症狀。

然而，沒有胃痛症狀就把幽門螺桿菌放著不管，這種做法可以說是大錯特錯。如前述提到的，幽門螺桿菌的確會提高胃潰瘍與胃癌的風險。隸屬WHO（世界衛生組織）的IARC（國際癌症研究機構）於一九九四年發表一項劃時代的公告——**認定幽門螺桿菌為致癌物質**。因為這項公告，幽門螺桿菌和菸草、石棉、肝炎病毒一樣，都成為必須排除的對象。之後的各項研究指出，幽門螺桿菌檢測呈現陽性的人罹患胃癌的風險比呈現陰性的人高。

因此，無論是否為胃弱一族，都應該接受幽門螺桿菌的檢查，確認是否感染。

請接受檢查

要知道自己是否感染幽門螺桿菌有以下四種方法：

1 尿素呼氣檢查（透過呼氣檢查）

先服用含有尿素的檢測藥品。如果胃中有幽門螺桿菌，尿素就會因為幽門螺桿菌製成的脲酶分解成氨和二氧化碳，二氧化碳在呼氣的時候就會一起排出。因此，可以透過服用前、後的二氧化碳濃度比對，判定胃中有無幽門螺桿菌。這是能夠簡單執行且精度很高的檢查。

2 抗體檢查（血液或尿液檢查）

感染幽門螺桿菌後，體內會產生該菌的抗體。透過血液或尿液檢查，體內是否含有抗體。

3 糞便抗原檢查（透過糞便檢查）

部分幽門螺桿菌會隨糞便一起排出體外，可透過糞便檢查是否含有幽門螺桿菌。

4 內視鏡檢查（透過胃鏡檢查）

以內視鏡觀察胃黏膜，同時採取胃內的組織，確認是否含有幽門螺桿菌。

透過這些方法若確定含有幽門螺桿菌（＝已經受到感染），就可以考慮接受殺菌治療。不過，以方法1～3檢測出幽門螺桿菌呈現陽性反應，也必須做過內視鏡檢查，確認是「幽門螺桿菌引起的慢性胃炎」健保才能給付殺菌療程。

除此之外，還有通稱「ABC特定疾病篩檢」的「胃癌風險篩檢」，可以透過抽血同時檢驗幽門螺桿菌的感染與胃癌風險。ABC特定疾病篩檢會檢查血液中是否含有幽門螺桿菌的抗體，藉此判定有無遭受感染。（和前述的方法2相同）另外，也會測定血液中的胃蛋白酶原的濃度，確認萎縮性胃炎的發展程度。胃蛋白酶原是消化酵素胃蛋白酶的原料，基本上會在胃部分泌，但會有一部分流入血液中。血液中的胃蛋白酶原濃度低，就表示分泌量少，故可知「胃黏膜正在萎縮」。

如果幽門螺桿菌檢查、胃蛋白酶原檢查的結果都呈現陽性，那就會判定為「C」。由於胃癌等疾病風險高，院方會建議藉受殺菌治療，並且定期做內視鏡檢查。

ABC特定疾病篩檢經常列入健檢或身體檢查的選項中，在內科、腸胃科大概只要四千日圓（自費）就能接受檢查。先接受這項檢測，判斷風險之後再選擇最佳的檢查與治療也不失為一個好方法。

只要服藥就能殺菌

幽門螺桿菌的殺菌療程需要每天早晚服用一次「阿莫西林」、「克拉黴素」兩種抗菌劑（抗生素）以及抑制胃酸分泌的「氫離子幫浦阻斷劑（PPI）」等三種藥物，並且持續服用一週（第一次殺菌）。之後經過四週的時間，再度接受幽門螺桿菌的檢查，假如結果呈現陰性，就表示殺菌成功。

如果呈現陽性，就要進行第二次殺菌療程。第二次殺菌療程中，除了使用「甲硝唑」取代克拉黴素之後，其他都和第一次殺菌療程一樣。健保給付的範圍只到第二次殺菌療程，所以一般會希望能夠在這個階段就殺菌成功。

幽門螺桿菌殺菌成功後，希望各位注意三點。第一點是要定期做胃部的檢查。

幽門螺桿菌殺菌成功後，胃黏膜會慢慢恢復健康。然而，因為長期受幽門螺桿菌攻擊，已經累積不少損傷，罹患胃癌的風險也不會在殺菌之後完全消失。即便殺菌成功，每年也要做一次胃部的檢查才能安心。

第二點是要注意，不能過量飲食。胃弱的人之中，曾經出現因為幽門螺桿菌消失，胃部狀況馬上變好，所以就放任自己的食慾暴飲暴食，造成肥胖問題。好不容易殺死幽門螺桿菌，卻罹患肥胖或生活習慣病，反而會導致動脈硬化等症狀，提升死亡的風險。而且，暴飲暴食如果引起消化不良或胃酸逆流，就等於回到胃弱的狀態。

第三點是胃食道逆流的風險。幽門螺桿菌消失後，胃酸就能大量分泌，很可能引起胃酸逆流到食道的火燒心症狀。關於這種疾病，我會在後文詳細說明。

「功能性消化不良（FD）」是什麼樣的疾病？

胃弱的第二個嫌犯是「功能性消化不良（FD）」。「功能」指的是胃的機能，而「消化不良」就是英文的 **Dyspepsia**。也就是說，**功能性消化不良指的是「胃功能異常引起的消化不良」**。

代表性的症狀有：胃痛、胃不舒服、餐後消化不良、腹脹、打嗝、飯後腹脹、食慾不振、想吐、火燒心、胃酸逆流、口中有酸苦味等。

FD＝原因不明的胃部不適

這種疾病難處理的地方在於「找不到任何疾病或異常導致不適，但胃部的功能有問題」。

即便接受檢查，也沒有發現發炎或潰瘍之類的症狀。另外，也沒有受到胃以外的疾病影響。但胃的狀況就是不好。因為不知道原因，所以過去即便沒有發炎也會診斷成慢性胃炎或「神經性胃炎」，甚至有時還會被當作是「想太多」而無法接受治療。然而，有很多患者在原因不明的情況主訴胃部不適，日本消化器協會便製作了包含功能性消化不良在內的功能性消化器疾病診斷指南，藉此推廣診療基準以及治療方法。另外，二〇一三年五月時功能性消化不良（以下簡稱FD）列入健保，在內科被診斷為「FD」就能接受治療。診斷指南中指出，有報告顯示做過健檢的人以及在某醫療機構中主訴「胃部不適」的病患中，分別有百分之十一～十七與過半數的人被診斷為FD。FD的病患絕對不算少。

胃功能「無法順利運作」或者「太過敏感」

FD大致有以下三種模式。

▪胃不會膨脹

這是胃的運動機能障礙之一。一般來說，用餐之後胃就會變大，以便挪出空間接納食物。FD患者的膨脹反應遲緩，所以胃無法接收食物，用餐也很快就覺得飽，出現「飯後腹脹」的症狀。這可能會連帶引起胃痛與胃部不適。

▪胃的運作遲緩

在約百分之四十的FD患者身上，會出現的胃運動機能障礙之一。將胃內食物送至十二指腸的蠕動能力減弱，導致食物一直停留在胃中，使得餐後會出現消化不良或想吐的症狀。

■內臟的知覺敏感

胃知覺過敏，就容易因為胃酸刺激容易感受到痛覺。胃部伸縮或者攝取冰冷的食物時，FD患者會比健康的人更容易感受到痛覺。

陷入這種狀況的主要原因，大都來自壓力。壓力本身和身體的疲勞、精神負荷、睡眠與生活作息紊亂有關。而且，感染幽門螺桿菌、胃酸分泌、遺傳因素、酒精、吸菸等生活習慣也和FD有關。

FD的診斷與治療法

由於FD的成因漸漸為人所知，治療法也慢慢確立。不過，在接受治療前，首先必須先被診斷為FD才行。診斷需透過內視鏡檢查證明「有胃部不適的症狀，但沒有發現任何異常」。若是在內視鏡檢查時發現幽門螺桿菌，一般會先請患者接受殺菌之療，再進行FD的療程。

FD的治療以藥物治療為主。治療時主要會使用「改善胃部運動的藥物」或「抑制胃酸分泌的藥物」。另外，視症狀不同，也會開舒緩不安與壓力的藥物或者中藥。改善生活、飲食、運動習慣也很重要。

乳酸菌的FD對策

因為能有效改善FD症狀而備受期待的，就是LG21乳酸菌。説到乳酸菌，大家都知道是可以改善腸道環境「有益腸道的食品」。

而LG21乳酸菌能夠耐胃酸，具有「在胃中發揮作用，減少幽門螺桿菌的數量」、「開始幽門螺桿菌殺菌療程前三週攝取，能讓殺菌成功率提升百分之十三」（圖表5）等功效，在胃中也能夠發揮效果。

為了調查這種乳酸菌對FD的效果，東海大學醫學系的古賀泰裕教授研究團隊進行一場實驗。實驗由確認沒有感染幽門螺桿菌的一〇六名FD患者參加。團隊將

圖表5　幽門螺桿菌第一次殺菌前飲用含有LG21乳酸菌的優格之效果

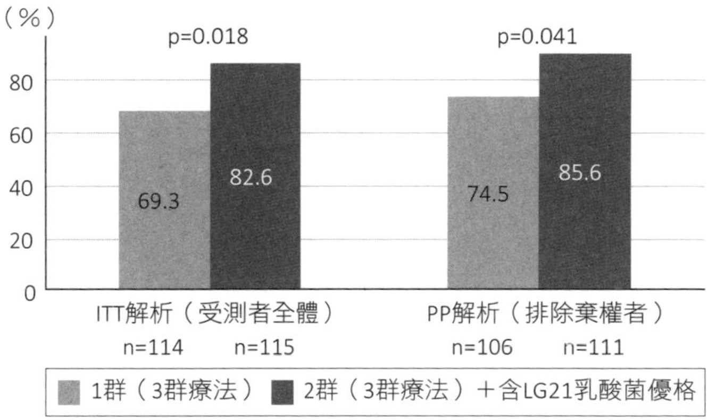

※ 3劑療法：為殺除幽門螺桿菌的代表性投藥治療

出處：按Journal of Gastroenterology and Hepatology 27, 888-892（2012）之資料製作

這群患者分成兩組，一組連續十二週每天飲用含有LG21乳酸菌的優格，另一組則飲用不含LG乳酸菌的優格（俗稱的安慰劑）。

實驗後請患者填寫問卷，針對「餐後消化不良」、「飯後腹脹」、「上腹部疼痛」、「上腹部有灼熱感」等四大症狀，飲用安慰劑優格的組別有百分之十七點三的患者認為「症狀減輕」，但飲用含有LG21乳酸菌的組別則有百分之三十五點二的人認為症狀舒緩，數據高達兩倍以上，也就是說三人中有一人認為有效。尤其針對「餐後消化不良」、「飯後腹脹」特別有效（圖表6、7）。

除此之外，古賀教授的團隊也進行了其他實驗，調查LG21乳酸菌對FD患者的胃帶來什麼變化。結果顯示，連續十二週飲用含有LG21乳酸菌優格的FD患者，胃酸分泌量減少，近期的胃部運動良好，減輕了「餐後消化不良」、「飯後腹脹」的症狀。

另外，調查參與這項實驗的FD患者胃部菌群後，發現即便沒有感染幽門螺桿菌，患者的胃部菌群多樣性還是比健康的人少。攝取LG21乳酸菌十二週後再度檢測，發現胃部菌群的多樣性已經恢復到幾乎和健康的人相同。這一點顯示出LG21的潛力。

能透過乳酸菌對胃部菌群產生功效的乳酸菌食物和優格都不是藥品，而是食品，無法斷言足以治療FD。不過，正因為是食品，所以能和藥物一起使用，怕吃藥的人也能用享受零食的感覺來舒緩症狀。

圖表6 胃症狀改善的相關受測者綜合評價

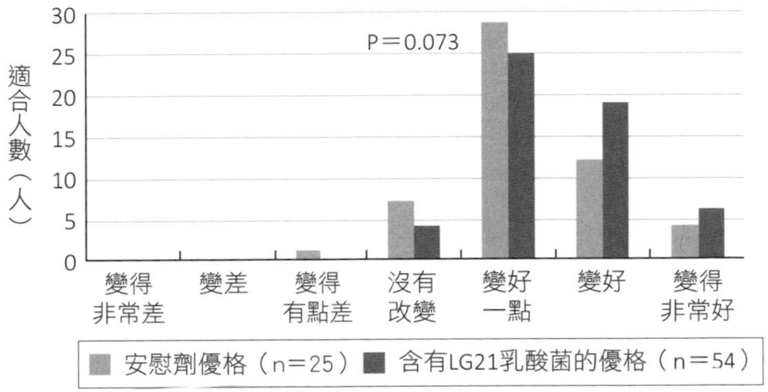

※攝取實驗食品十二週後，受測者針對「和攝取前相比，最近一週胃的狀況如何？」這個問題回答。

圖表7 消除FD四大主要症狀(※)的比例變化

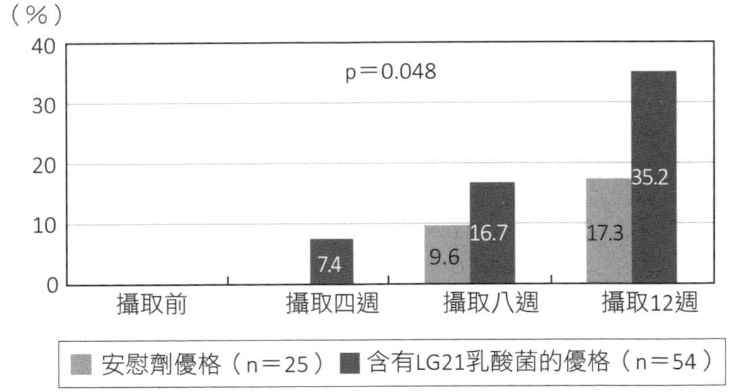

※ FD四大主要症狀……「餐後消化不良」、「飯後腹脹」、「上腹部疼痛」、「上腹部灼熱感」

圖表6、7出處皆為："The Ameliorating Effect of Lactobacillus gasseri OLL2716 on Functional Dyspepsia in Helicobacter pylori-Uninfected Individuals： A Randomized Controlled Study."Digestion.2017;96（2）：92-102.

FD是最近才廣為人知的疾病。以前去醫院檢查也被判定「沒有異常」，只好自我治療的胃弱一族，現在也能再度接受檢查，如果確診為FD，就能接受治療。唾手可得的食品「優格」能夠有效減輕症狀，也是一個大好消息。或許患者能夠藉著機會，一邊改善生活，一邊開始處理FD的問題，然後徹底從胃弱的狀況中解脫。我自己每天吃優格，也覺得受益良多。

「胃食道逆流」（GERD）是什麼樣的疾病？

胃弱的成因中，第三名嫌犯就是「胃食道逆流（GERD）」。或許各位有聽過「逆流性食道炎」這個類似的名詞。**所謂的逆流性食道炎，不只會出現不舒服的自覺症狀，還連帶出現好發於高齡者的吸入性肺炎，是非常危險的疾病**。其實這種疾病，也是本節主題「胃食道逆流」的一部分。

我們馬上就來看看，現在中高齡患者越來越多的胃食道逆流，到底是什麼樣的疾病吧！

火燒心的症狀源自灼傷食道的胃酸

「胃食道逆流（以下簡稱 GERD）」指的是胃內湧出的胃酸灼傷食道，進而引起發炎反應的疾病。

胃的內部有胃黏液包覆，藉此保護胃臟不受胃酸傷害，但食道並沒有這種防護機制。因此，當胃酸穿越賁門來到食道，食道就會因為酸性物質而受傷，引起發炎的症狀。食道發炎之後，就會出現火燒心、酸液衝到喉嚨或口腔中造成不適、悶悶的感覺或者胸口疼痛、打嗝的現象。另外，食道功能減弱，也會讓 GERD 更加惡化。

GERD 根據內視鏡檢查的結果，可以分成以下兩種類型：一種是食道出現潰爛（稱為「糜爛」）、傷口、潰瘍等症狀的「逆流性食道炎」。另一種是有火燒心等症狀，但食道並沒有異常的「非糜爛性逆流疾病（NERD）」。

NERD 直到最近都經常被誤認為輕度的 GERD。然而，針對每週會有一到二次火燒心、胃酸逆流感等症狀的患者，以內視鏡檢查食道黏膜後，高達六成以上的人「沒有異常」。NERD 和 FD 一樣，都是即便有症狀，也不見得能靠目視找出異常。

這種人容易胃酸逆流

和歐美人相比，以前日本人較少罹患 GERD。然而，近年來因為對這項疾病的認知度提升，而且隨著飲食生活歐美化，日本人的胃酸分泌能力也變高，再加上接受過幽門螺桿菌殺菌治療的人或非感染者比例增高，導致罹患 GERD 的患者增加。據推測，現在有百分之十到二十的成人罹患這種疾病。

逆流性食道炎無論任何年齡、性別、體型都會發病，但有好發於「中高齡」、「男性」、「肥胖者」的傾向。另一方面，NERD 則好發於容易感受到壓力的族群，所以患者偏向「年輕」、「女性」、「瘦小」的人。

胃酸為什麼會逆流？

胃酸逆流有以下幾個原因：

▪食道的蠕動不順暢

即便是健康的人，也會在餐後出現胃酸逆流的現象。然而，逆流的時間不到一天的百分之四。逆流的胃酸會因為食道蠕動，很快就回到胃中，所以不會對食道造成損害。然而，食道蠕動有問題的話，胃酸就會長時間累積在食道中，造成食道損傷。

▪防止逆流的機制變弱

胃與食道的交界有「下食道括約肌」這個肌肉，藉由肌肉緊縮可防止胃酸逆流（請參照第54頁）。當這塊肌肉鬆弛，胃酸就容易逆流。

下食道括約肌鬆弛的因素之一是姿勢和體型。吃太飽、姿勢不正確、因為辦公或開車導致駝背、肥胖、懷孕都是成因。在這樣的條件下，腹部遭受壓迫，下食道括約肌就會鬆弛。

第二的因素是高脂食物。若吃得過油，體內就會分泌讓下食道括約肌鬆弛的賀爾蒙「膽囊收縮素」。

▪胃酸的量太多

胃酸分泌過剩，逆流的風險就會增高。另外，原本胃酸分泌量就高的人，逆流的可能性也會比較高。

▪食道的知覺敏感

食道因為刺激而變得敏感時，就算只有一點胃酸逆流，也會感到火燒心。有壓力的時候，容易引起食道的知覺敏感，有很多 NERD 患者都有食道知覺敏感的問題。

容易胃酸逆流的時間點

容易胃酸逆流的時間點是餐後和夜間。餐後剛吃完飯，所以會大量分泌胃酸。夜間就寢時身體橫躺，所以胃酸容易往上溢。研究指出，如果夜裡溢出的胃酸誤入氣管，就可會引發吸入性肺炎。

為防止睡眠中胃酸逆流，請朝左邊側睡。胃的入口「賁門」位於胃的右上側，讓賁門朝上，睡眠時才不容易胃酸逆流。好記的口訣是**「胃在上，向左躺」**。我這樣建議患者，大家都說：「這下就不會忘記了！」

有時只是一個小動作，就能防止胃酸逆流。請大家想像一下，胃就像是在身體中央的美乃滋罐。如果座車繫安全帶或者穿束腹綁住身體，胃就會受到壓迫。

這時候，就像用力擠壓美乃滋的瓶身一樣，胃酸會被推擠出來。

除此之外，放鬆坐在沙發上、洗東西或辦公、穿鞋等身體往前拱、微胖的人縮小腹繫皮帶的時候，都經常會引發胃酸逆流的症狀。另外，起身時也會因為下食道括約肌鬆弛而容易逆流。

GERD的診斷與治療法

如果有火燒心的症狀，請到消化器內科就診。如果檢查結果顯示，罹患GERD的機率很高，為防萬一請接受內視鏡檢查，確認食道有無異常，或者有沒有罹患其他疾病的可能。

如果成因是逆流性食道炎或者確診為NERD，通常會以藥物治療搭配生活改善。藥物治療以「抑制胃酸分泌的藥物」為中心，搭配「舒緩不安與壓力的藥物」或中藥。

生活作息紊亂、年齡增長都是胃弱的原因

除了壓力、「感染幽門螺桿菌」、「功能性消化不良（FD）」、「胃食道逆流（GERD）」這三大嫌犯之外，**造成胃弱的另一個嫌疑人就是「生活作息紊亂」以及「年齡增長」**。

睡眠不足、運動不足、暴飲暴食……這些都是聽起來很刺耳的話。這些生活作息的紊亂，不用想也知道會對胃造成傷害。

如果作息持續紊亂，不只會造成胃弱，還會誘發生活習慣病，最好盡快改善。話雖如此，礙於工作上的安排和人際應酬，很難每天都過著完美的生活。拚命努力一陣子，往往會覺得「我受夠了」然後一切打回原形，所以我建議先從自己能夠接受的節奏，在不勉強的狀態下重新調整生活習慣。另外，了解什麼食物或什

麼吃法對胃比較沒有負擔也是有效的方法。第6章和附錄的「顧胃食物迷你事典〈胃弱一族，今天要吃什麼？〉」整理了專為胃弱一族設計的飲食生活重點，只要掌握內容就能對每天的飲食有所幫助。

胃的工作機制會因為年齡增長而減弱。很多人會覺得「現在吃的量比以前少」、「以前可以大口吃肉或油膩的食物，現在已經不怎麼想吃了」。我自己年輕的時候很愛吃拉麵，三不五時就會想吃，但最近就算去一些受歡迎的拉麵店，也不會像以前那樣覺得美味。或許這種狀況直捷了當地表現出年齡增長對胃的影響。

另外，**年齡增長後對血管的傷害逐漸累積，漸漸形成動脈硬化，可能導致血流狀況變差，進而讓胃的功能減弱**。

即便如此，你也絕對不能放棄。**只要成功改善生活習慣，仍然可以達到抗衰老的效果**。如此一來，不但胃的狀況變好，也能預防生活習慣病，血管恢復年輕，簡直擁有一石二鳥以上的效果。

第6章介紹的方法是身為專精生活習慣病對策的我，親身體驗後發展出來的模式，指導患者依樣畫葫蘆，大家都覺得很有效。如果你親身嘗試有所成效，請務必分享給家人和職場的同事。當大家都解決胃的問題之後，就能一起享受美食了。

專欄

胸痛的真面目不是心臟病，而是胃食道逆流

我的專業是血管、血液、心臟等心血管科。我在東京的秋留野市開設池谷醫院，專門為罹患動脈硬化、狹心症等心血管疾病以及高血壓、高脂血症、糖尿病等生活習慣病的患者、高危險群患者診療。另外，我也是綜合內科醫師，負責診治胃腸不適、皮膚問題、頭痛、肩膀痠痛、膝蓋痛以及心靈煩惱等大範圍的病症。

有各種身體不適的病患會來我的診所看診，某次有位病患看診時主訴胸口疼痛。胸口疼痛是狹心症這種重大心臟疾病的自覺症狀之一。患者或許也是擔心自己可能罹患狹心症，所以才來就診。當我仔細問診後，發現胸痛的症狀發生在「駝背時」和「兩餐之間」。疼痛位置在胸口正中間，痛感大約會持續二十分鐘。既然如此，這種狀況就不是狹心症，反而有很高的機率是逆流性食道炎。

心臟的冠狀動脈變窄、導致血液阻塞的狹心症如果症狀持續二十分鐘，就會

演變成心肌梗塞。而且，心肌梗塞的胸痛非常激烈，持續十分鐘以上心臟就會失去功能，很有可能會死亡。也就是說，如果是狹心症，胸痛應該只會持續幾分鐘就恢復原狀。從問診的結果推測，胸痛持續二十分鐘的話，應該是逆流性食道炎。

如同這個案例所示，有些貌似心臟疾病的症狀，仔細問診後就會發現，問題可能出在胃。儘管如此，仍有醫師會做出「可能是狹心症」之類的含糊的診斷，開立發作時的治療藥物硝酸甘油酯後就不再進行精密檢查。另外，也有隨便問診之後，馬上建議患者做高額的心臟精密檢查，這種「笨蛋專家」的案例還不少。

患者本人請不要深信「自己生病的原因就是○○」，找信得過的醫師商量也非常重要。就診時先做好準備，像案例中的患者一樣，確實說明什麼時候發生什麼症狀，就能夠接受正確的診斷和治療。

第5章
胃弱一族的聰明用藥方法

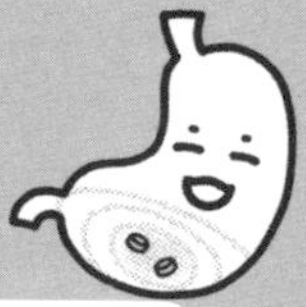

胃痛、反胃、吃不多……
本章傳授適合各種症狀的用藥、選藥方法！

之前提過，胃部不適的人最好先做幽門螺桿菌的檢測。幽門螺桿菌若呈現陽性，只要完成殺菌療程，胃或許就能恢復健康。

確定不是幽門螺桿菌引起胃部不適後，有兩種選擇。

症狀強烈時或者持續一週以上時，請馬上到醫療機構就診。根據狀況不同，一般會請患者接受內視鏡檢查，確實掌握病因再開始治療。內視鏡檢查可能會發現逆流性食道炎，如果畫面上看不出異常，或許會診斷為FD或NERD。

症狀不強烈而且並非頻繁發病時，可以服用市售成藥，觀察二到三天。如果症狀持續沒有舒緩，請到醫療機構就診。

市售的胃藥有很多種類。譬如在醫院拿藥時，有那種和其他藥物一起服用「保護胃臟」的藥，而市售藥的種類也很多，應該有不少人不知道該怎麼選擇。

因此，本章整理了代表性的醫療用醫藥品（需要醫師處方籤或指示的藥品，也就是所謂的處方藥）和市售藥（一般用醫療品或在藥劑師指導下使用的指示藥）的基本選擇方式以及要注意的重點。

醫院開的處方胃藥

醫院開立的胃部醫療用醫藥品，主要有以下幾種：

▪抑制胃酸分泌的藥物

抑制胃酸，防止胃酸刺激胃臟或逆流至食道。代表性的藥物有「氫離子幫浦阻斷劑（PPI）」和「H2受體阻抗劑（H2-block）」。PPI抑制威酸分泌的作用比H2-block更強。PPI也是幽門螺桿菌殺菌療程中會使用的藥物。

▪改善消化管運動機能的藥物

幫助胃部正常運動，讓胃能夠充分脹大，順利讓胃的內容物排出的藥物。神經傳導物質「乙醯膽鹼」能促進胃部運動。代表性的藥物有「GASMOTIN」。GASMOTIN會和神經傳導物質血清素的受體作用，促使乙醯膽鹼游離，讓胃部運動變得活躍。另外，「Acotiamide」可以提升乙醯膽鹼的效能，改善胃臟的活動，二〇一三年時初次被國際認證為FD的治療藥物。

▪胃黏膜保護藥物

保護胃黏膜不被胃酸傷害或者修復胃黏膜的藥物。

▪消化藥物

含有消化酵素，可幫助消化。

▪制酸劑

中和胃酸、減緩胃酸的效用，抑制對胃黏膜的刺激，舒緩火燒心、反胃的症狀。

被診斷為FD之後，醫師幾乎都會開立配合症狀與強度的Acotiamide或者PPI、H2-block。我的診所也經常使用GASMOTIN和中藥「六君子湯」作為改善消化管運動機能的藥物。

GERD主要會使用PPI。另外，也會同時搭配改善消化管運動機能的藥物以及胃粘保護藥物。

服藥一段時間後，如果症狀都沒有改善，主因可能在於壓力，所以有時也會使用抗焦慮劑或抗憂鬱藥。有不少患者在使用這類藥物之後，症狀很快就消失。從這一點就可以知道，胃部疾病和壓力，尤其是精神狀態有很緊密的關係。順帶一提，因為抗焦慮劑或抗憂鬱藥舒緩症狀的患者，通常都是早上覺得不舒服，很多人表示「沒辦法吃早餐」、「早上會有火燒心的感覺」。

吃中藥也能緩解胃部不適

針對消化不良、食慾不振，中藥也能發揮一定功效。中藥是從大自然中的植物、動物、礦物中萃取有藥效的成分組合成的生藥。

西藥的用法是「這個症狀就用這種藥」，宛如方程式一般有固定的方式。相對而言，中藥的特徵則是「幫助胃部活動，同時也減輕精神方面的壓力」一種藥有多種功效。

建議胃弱一族服用的中藥名為「六君子湯」。這帖藥可以替疲憊的胃腸補「氣」，改善胃痛、消化不良、食慾不振、上腹悶痛的症狀。很適合體力欠佳、容易疲勞、手腳冰冷、平時就胃弱、沒有食慾、吃一點就飽的人。

容易因為壓力而導致胃部不適的人可以服用「半夏瀉心湯」，慢性腸胃不適、吃生冷的東西容易吃壞肚子的人則建議服用「胃苓湯」等中藥。

吃藥會讓胃的狀況變差？

前文介紹了以各種方式「顧胃」的藥物，相對而言，根據使用方法不同，也有藥物會傷胃，引發胃炎或胃潰瘍。這種藥物就是「非類固醇消炎止痛藥（NSAIDs）」。

NSAIDs有「抗發炎功效（抑制發炎）」、「鎮痛功效（止痛）」、「解熱功效（降低體溫）」。因此，內科和外科分別會在感冒、頭痛或者風濕病、膝蓋、肩膀、腰部疼痛時，廣泛使用這種藥物。另外，NSAIDs的其中之一「低劑量阿斯匹靈」具有讓血流順暢的功能，在我專攻的心血管科領域，經常用於預防腦中風、心肌梗塞等疾病。

然而，NSAIDs的副作用是「抑制胃黏膜的防禦功能」，所以會提升胃潰瘍的風險。有數據指出，長期服用NSAIDs的人，罹患胃潰瘍的機率是一般人的十倍。現在，有一說認為胃潰瘍的原因七到八成源自幽門螺桿菌，剩下的二到三成則是服用NSAIDs。

麻煩的是，NSAIDs引起的胃潰瘍和一般的胃潰瘍不同，很多都沒有激烈胃痛等自覺症狀。患者在沒有發現自己的胃黏膜已經大幅損傷、沒有接受治療的情況下，往往會造成胃出血或者胃潰瘍惡化的情況。

為防止這種情形，一般建議開立NSAIDs的時候也要一併搭配抑制胃酸分泌的PPI。然而，根據每個醫療機構不同，有些地方只會開立抑制胃酸效果比PPI弱的H2-block或胃黏膜保護藥物。甚至有些醫療機構連胃藥都不開。但這些藥無法在NSAIDs的副作用下保護胃臟。我建議當醫師開立NSAIDs處方藥時，務必向藥劑師確認還有搭配其他哪些藥物。

吃胃藥之前可以不用吃飯

我認為不一定要在飯後服用胃藥。胃藥本來就是「顧胃」的藥，就算空腹也不需擔心傷胃。胃部不適時，如果勉強吃東西會不舒服、消化不良的話，最好不

要勉強吃飯，直接吃藥就好。待症狀緩解再吃一些好消化的食物即可。尤其空腹服用中藥，可以提高吸收率，所以建議餐前服用。

膝蓋、腰部的止痛藥基本上都是飯後服用，但有時候會因為胃部不適不想用餐，這時候吃藥又會不舒服。到底要舒緩膝蓋痛、腰痛，還是照顧胃呢？真是令人兩難的選擇。然而，正在使用內服要治療高血壓、糖尿病的時候，隨意停藥又可能會導致高血壓、糖尿病復發。

這種時候請找平時看診的家庭醫師或藥劑師商量。根據身體狀況不同，有些藥可以暫時停止服用。另外，有些藥最好不要在因胃部不適而無法用餐的時候服用。

依照身體狀況和症狀的嚴重程度，對應的方法會有所不同，不過像是高脂血症的患者，暫時停止服用降低膽固醇或降低中性脂肪的藥物並不會有太大問題。具有改善血中脂肪、防止血小板凝結的EPA、DHA製劑本身是油脂，在胃弱的狀況下可能會造成胃部的負擔，醫師有時會指示停藥。

若患者有高血壓，可能也需要停止使用抗高血壓藥和利尿劑。因為不吃飯而出現脫水症狀時，血壓可能會過低，導致脫水症狀更嚴重。

患者有糖尿病的話，在不吃飯的狀態下服用降低血糖的藥物，也可能造成血糖過低的問題。

不過，這些都是假設，有時即便胃部不適也必須服藥。另外，同時服用多種藥物的時候，也可以選擇暫停服用部分藥物。

我希望各位了解，在胃部不適的狀態下，有時可以暫時中斷平常服用的藥物。這種時候請不要自行判斷，一定要找經常看診的家庭醫師或藥劑師商量。

順帶一提，來找我看診的患者中，有人誤以為「醫院開的處方藥，一定要一次全部吞下」。高血壓、糖尿病的藥、膝蓋肩膀的止痛藥、胃藥，一次服用的份量有一個手掌那麼多，患者告訴我：「這麼多藥，沒辦法一次吞完啊！」一次吞服這麼多藥容易卡在喉嚨，反而很危險。服藥的時候只要每次吞一顆、喝一口水，慢慢吞就可以了。如果喝太多水會覺得噁心、腹脹，沒辦法同時吞完也無所謂。只要早上的藥在中午前服用、中午的藥在下午時段服用、晚上的藥在睡前服用完畢即可。

選擇市售藥物時的重點

市售藥物是患者為了自我照護，在自己負責的狀況下使用的藥品。我建議不要光靠外觀和廣告選擇，**一定要仔細閱讀包裝上的資訊，按需求和藥劑師商量，選擇適合症狀的藥物**。

市售的胃藥基本上和處方藥屬於同一類。大致的分類如下頁的內容所示，請各位參考。

前述提到的六君子湯和半夏瀉心湯也有以市售藥物的形式販售。

除了綜合胃腸藥以外，市售的胃藥基本上都含有修復胃黏膜、健胃效果等多種成分。不同商品有各自擅長的適應症，可以的話請和藥局的藥劑師商量後再選擇。和藥劑時商量時，別忘了告知平常固定服用的藥物並確認服藥的方法。

另外，**即便是市售藥物，也會有副作用。如果服藥之後，症狀毫無改善，請立刻到醫療機構就診**。

圖表 8　市售胃藥的選擇方式

種類	症狀	解說
抑制胃酸分泌的藥物	因壓力引起的胃痛、空腹時的胃痛、過飲過食引起的胃酸分泌過剩、火燒心、消化不良、反胃等。	抑制胃酸分泌，防止胃黏膜損傷。有 H2-block 和 M1-block 兩種。
制酸劑	餐後的胃痛、打嗝、反胃、飲酒過量。	含有碳酸氫鈉、氧化鎂等成分，可中和過度分泌的胃酸，保護胃黏膜。
胃黏膜保護藥物	空腹時胃痛、想吐、火燒心等。	保護並修復已經受損的胃黏膜。減輕消化時胃部的負擔。
消化藥物	吃太多、消化不良、吃油膩食物後引起胃痛等症狀。	含有和消化酵素相同的成分，可幫助消化。
健胃藥物	平時餐後就會胃痛的人，在消化不良時使用。	促進胃的活動與胃酸分泌，幫助消化。
鎮痛鎮痙劑	因壓力或緊張導致突然出現胃痛症狀。	舒緩胃的異常運動和緊張並減輕疼痛。
綜合胃腸藥	出現各種胃部的症狀，不知道藥吃什麼藥才好。	含有保護胃黏膜、助消化等多種成分，可舒緩胃部不適。

第6章 克服胃弱的方法

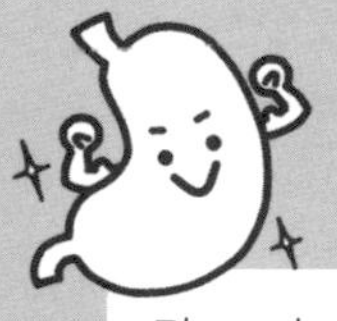

只要稍加留意就很有效果！
本章介紹今天就能馬上實踐的胃弱改善法！

本章分「生活習慣」、「食物」、「運動」、「壓力管理」等四項，介紹生活中的顧胃小技巧。

各位只要在我介紹的方法中選擇幾種融入生活，或許不需要服藥也能讓胃變得舒暢、餐餐都吃得很香。正在接受幽門螺桿菌殺菌療程或者FD、GERD治療的患者，不妨搭配本章介紹的方法，提升治療的功效。

以前不知不覺吃下肚的東西，或許對胃有負面影響，請確實確認一次。

生活習慣篇

為了吃早餐而改變晚餐的內容

誠如第1章所述，一天當中最重要的一餐就是早餐。然而，胃弱一族往往早上就消化不良或者沒有食慾，就算早餐就在眼前也無法食指大動。針對這一點，我希望各位可以嘗試改變前一天晚上的飲食。

晚餐盡早吃完，最晚也要在就寢前三小時用餐完畢。分量也不要太多。譬如米飯等主食減半也OK。主食盡量選擇脂肪少、含有優良蛋白質的豆腐或白肉魚。蔬菜最好煮成湯或用滷燉的方式料理，不要生食。

這種對胃溫和的菜單，會在就寢前就消化完畢，食物已經排出胃部，就寢時胃就能充分休息。隔天早上胃已經排空，自然就會有食慾。

保持身體「溫暖」

當身體感覺「受寒」、「很冷」的時候，自律神經為了不讓熱能從體內流失，會讓血管收縮，導致全身血液循環變差。最先感受到寒意的部位是手腳等身體的末梢。另外，露出脖子的地方以及連接脖子的肩膀部位，容易因為肌肉的血液循環不良導致肩頸痠痛。血液循環不良的狀態持續下去，流往內臟的血液就會停滯，可能導致胃的活動狀況變差。

手腳與脖子的防寒對策，相對之下比較簡單。泡澡、戴手套、圍巾、穿襪子，有各種方法可以保暖，身體熱起來血液循環就會馬上變好。

然而，內臟的虛寒就很難解決。請大家想像一下，用鍋子燙一大塊肉。熱能要傳導至肉塊中心很花時間。因此，要提升深層體溫也需要時間和能量。

既然加溫很困難，那就不要讓內臟著涼。這是預防胃等內臟虛寒的大原則。**譬如平常就使用圍肚或穿著可以保暖腹部的內衣褲，預防身體受寒**。盡量避免食用冰涼的食物，選擇常溫或熱食。

請接受胃部的檢查

很多人會說自己胃部不適，但又輕忽內視鏡的檢查。接受內視鏡檢查就能正確判斷是否有感染幽門螺桿菌、有無胃炎、胃潰瘍的情形。萬一出現癌細胞，也能早期發現。沒有其他症狀卻覺得胃部不適，可以考量FD或NERD的可能性，一邊尋找治療方法。

胃部不適雖然很痛苦，但換個角度來看，這也是接受檢查的絕佳機會。健康的時後做胃部檢查，不在健保給付的範圍內，需要自己花錢診療，但如果是在不適的狀況下接受檢查，就能獲得健保給付，這也是一大優點。請各位正面看待胃部不適，務必趁這個機會接受胃部的檢查。

「少量多餐」是NG行為

每次吃東西，胃都會分泌胃酸，進行消化運動。包含零食和消夜在內，用餐次數越多，胃就越辛苦。

尤其是零食大多都是甜食或油膩的餅乾搭配含咖啡因的咖啡、茶一起食用。後文會提到，甜食、油脂、咖啡因會對胃造成負擔，所以最好避免吃零食。

如果真的有點餓，我建議喝熱湯。

吃溫熱的東西時，進食速度不會太快，可以減輕胃的負擔，也不會讓胃受寒。另外，胃弱、食量少的人可以透過湯品補充營養。在便利商店、超市可以買到速食味噌湯、雞蛋湯、燉煮大量蔬菜的蔬菜湯等各種湯品，只要倒入熱水即可享用，作法非常簡單。

請克制吃宵夜的衝動

胃的運動有兩種形式：一種是「餐後期收縮」。這是因用餐而引起的微弱收縮，會在餐後持續三到六個小時。另一種是餐後八到十小時的「空腹期收縮」。這是從胃和十二指腸到肛門的強烈收縮，每次收縮約需要二十分鐘，空腹時每隔七十到八十分鐘就會收縮一次。這個機制的目的是為了清空食物殘渣和胃臟內的舊黏膜，保持胃腸整潔。

空腹期收縮容易出現在晚上，一般而言會在就寢時清空腸胃，以便準備迎接隔天早上的早餐。然而，當你吃了消夜，就難以出現強烈收縮了。另外，睡眠時會停止消化活動，所以就寢的這段時間食物會一直停留在胃中。當然就會引起消化不良、沒有食慾的症狀。

吃宵夜也會導致睡眠品質變差。睡眠不足和疲勞都會對身體造成壓力，使得交感神經處於優勢，削弱胃臟的活動機能。陷入這種惡性循環之後就很難脱離。

為了斬斷惡性循環，只能完全戒除消夜。即便覺得「肚子餓睡不著」也請忍耐，躺在床上嘗試第１３８頁介紹的「4-7-8 呼吸」。你一定會自然而然地就入睡。接下來，隔天早上請試著吃一點早餐，然後多注意自己今天的表現。如果你感受到胃的狀況和工作表現都變好，或許這就會成為你回到理想循環的契機。

香菸一根都不能抽！

有時候會有患者問我：「醫生，我可以抽幾根菸？」答案是：「一根都不能抽！」

香菸的煙含有汽機車廢氣中也存在的一氧化碳、知名毒物砷以及各種致癌物質。和胃弱相關、值得注意的是尼古丁。**尼古丁會刺激交感神經，導致胃部機能減弱、讓血液循環變差，也會使得血液無法充分抵達內臟**。不須我多說，大家也知道抽菸有百害而無一利。

最近可以抽菸的地方漸漸減少，應該有很多人因為不能抽菸而變得焦躁。這種焦躁也是傷害弱胃的原因之一。為了你的胃著想，請開始戒菸吧！

優格是「完全腸胃食物」

我稱呼優格為「完全胃腸食物」。原因在於優格含有豐富的優良蛋白質、乳酸菌、鈣質等營養成分。

蛋白質是組織身體的養分，對修復胃黏膜來說是不可或缺的原料。蛋白質由數種小分子的胺基酸組成，而優格蛋白質的胺基酸平衡絕佳，所以被認定是優良蛋白質。另外，優格中的部分乳蛋白會因為乳酸菌的作用分解成胺基酸，所以特色就是很好消化。光是這一點，優格對胃弱一族來說就是很令人欣喜的食品。

優格與肉類或魚類等其他蛋白質來源相比脂肪較少，所以不需要花太多時間消化。而且，乳脂肪的特徵就是比其他脂肪更好消化。而且，如果在意脂肪含量，也可選擇低脂或無脂的優格，那就更好消化了。

優格除了富含蛋白質、乳酸菌之外，還有鈣質、維生素A、維生素B群，**雖然含量少，但可以一次補充多種營養**。覺得有點餓的時候，優格也很方便享用，可以對胃不造成負擔的狀況下獲得滿足感。

「食物中的胃藥」——高麗菜

高麗菜可以說是「食物中的胃藥」。高麗菜中富含碘甲基甲硫基丁氨酸（維生素U），這種成分是調製胃藥時的知名營養素。**碘甲基甲硫基丁氨具有保護、促進修護胃黏膜的功效**。

另外，切碎或咀嚼高麗菜時，高麗菜中的酵素會作用，產生溶血磷脂酸（LPA）。**LPA能讓細胞增殖，促進胃部的修復**。

維生素U和製造LPA的酵素都很怕熱，所以吃高麗菜的時候要切碎生食。為了讓高麗菜確實消化、吸收其中的成分，仔細咀嚼很重要。

順帶一提，維生素U不只存在於高麗菜，萵苣、巴西利、蘆筍、花椰菜、青海苔，甚至有點令人意外的牛奶、優格都含有維生素U。

有效消滅幽門螺桿菌——花椰菜苗

青花椰苗（花椰菜幼苗）因為富含各種營養素，最近備受矚目。其中最亮眼的成分就是「萊菔硫烷」（sulforaphane）。萊菔硫烷因為抗氧化能力強、具有抗癌功效，所以廣為人知。

讓幽門螺桿菌感染者一天吃兩盒青花椰苗（約一百公克），發現幽門螺桿菌的量減少，也改善了幽門螺桿菌引起的胃炎。

除此之外，牛磺酸也具有抑制幽門螺桿菌造成的胃炎、胃潰瘍效果，是能量飲料常見的原料。像花枝、章魚、牡蠣等食品中都富含牛磺酸。

針對因壓力或酒精而變脆弱的胃臟細胞，牛磺酸具有延長壽命的功效。不過，牛磺酸一旦加熱就會失效，最好是生食，不過生食花枝和章魚對消化不利，胃臟虛弱時吃生牡蠣也有風險。萊菔硫烷和牛磺酸兩者較之下，還是萊菔硫烷比較能安心攝取。

注意青蔥的食用方法，小心不要吃太多！

青蔥和洋蔥、蒜頭等食物中含有辣味成分二烯丙基硫化物（Diallyl sulfide, DAS），這就是獨特氣味和辣味的來源。切洋蔥時會覺得眼睛痛，也是因為二烯丙基硫化物的刺激。

二烯丙基硫化物會讓血液暢通，幫助吸收對恢復疲勞很有效果的維生素B1，具有非常優秀的功效。雖然也有抑制幽門螺桿菌的效果，不過刺激性強，胃弱一族如果大量食用大蒜、洋蔥絲、提味的青蔥，就會過度刺激胃黏膜，導致胃痛、火燒心、想吐的症狀。

胃臟狀況不好的時候，最好用泡水、加熱的方式減輕二烯丙基硫化物的作用或者暫時不要吃。

順帶一提，「醋洋蔥」和「醋生薑」因為有促進血液循環和瘦身的效果而蔚為話題，但洋蔥、生薑、醋本身對胃臟的刺激強烈，所以不建議胃弱一族食用。

不只咖啡，任何含咖啡因的飲料都要小心

說到咖啡因，大家都會想到是咖啡的主成分，但紅茶、綠茶、烏龍茶、可樂當中都含有咖啡因。每一百毫升中的咖啡因含量，咖啡為六十毫克、紅茶約為三十毫克、煎茶約為二十毫克，而玉露茶竟然含有一百六十毫克，比咖啡的含量還多。順帶一提，一般的可樂含量為十毫克，能量飲料則含有三十至三百毫克不等的咖啡因。（摘自食品安全委員會資料概要）

咖啡因具有促進胃酸分泌的功能，所以胃酸分泌過多、胃黏膜對胃酸敏感的

人必須特別小心。

小時候，我每次都在吃祖母準備的零食時，出現火燒心的症狀，現在回想起來，其中一個原因就是綠茶。因為祖母在準備麻糬或蒸地瓜等零食時，一定會泡綠茶給我喝。

而且，巧克力和可可也都含有咖啡因。如果你在吃完零食之後會出現胃痛或火燒心的症狀，那就需要重新審視一下零食的內容了。

和酒精相處的聰明方法

喝酒會傷胃是真的。

喝下酒精會使胃酸分泌量增加，讓胃的血液循環變好。當胃臟健康的時候，可以促進胃臟的工作機能、增加食慾，但是當胃部不適的時候，則會因為胃酸而傷害胃黏膜。另外，在酒精的影響下，會使得下食道括約肌鬆弛，容易引發胃酸逆流的情形。**大量飲用烈酒可能會破壞胃黏膜的防護功能，傷害胃黏膜，導致胃痛、胃潰瘍、胃潰爛等症狀**。

胃臟的健康狀況不佳的時候，請盡量避免飲酒。就算健康的時候，也要控制飲酒量。像威士忌或是燒酒這種烈酒，請兑水稀釋，慢慢品嚐。

運動篇

放鬆身心的「殭屍體操①不要不要運動」

「殭屍體操」是我從以前就一直推廣的有氧運動。最近在NHK WORLD-JAPAN節目中被介紹，書籍也翻譯成亞洲各國語言出版販售，世界各國都在實踐這種運動。

殭屍體操的特徵就是**任何人都能輕鬆做，運動量是走路的三倍，而且能讓身心都放鬆**。

那麼就趕快來試試看，殭屍體操的上半身動作「不要不要運動」吧！（第133頁）

腹部下方維持穩定，搖晃放鬆的肩膀和手臂，看起來是不是很像僵屍呢？

透過這組動作，可以讓肩膀和手臂自然卸除力道，達到放鬆的效果。也就是說，殭屍體操恰到好處的脫力感，不會在運動時過度刺激交感神經，而且運動後可以放鬆，讓副交感神經處於優勢。第3章提過，**若副交感神經處於優勢，胃部的工作機能就會得到改善**。

感受到壓力，使得交感神經處於優勢的時候、身體僵硬的時候、想消除壓力但太累沒辦法運動的時候，可以隨時隨地開始「不要不要運動」。

不要不要運動基本上是站著做，不過坐在椅子上或在家裡走來走去的時候也可以嘗試。

殭屍體操❶　不要不要運動

1

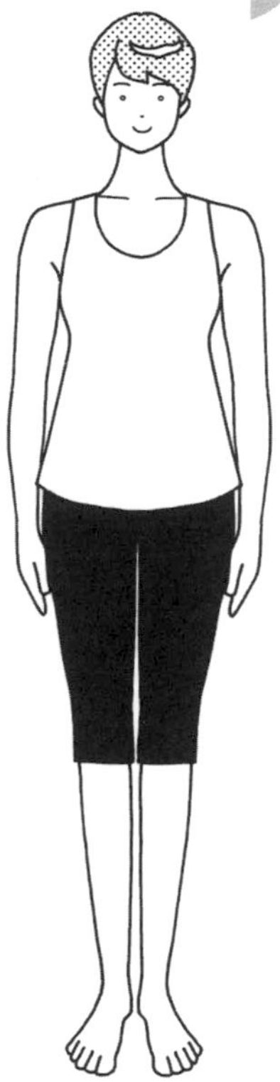

雙腳打開保持身體平衡並站直。手臂放鬆垂在身體旁邊。肩膀和指尖都不要出力。腹部用力，縮到不覺得痛苦的程度即可。

2

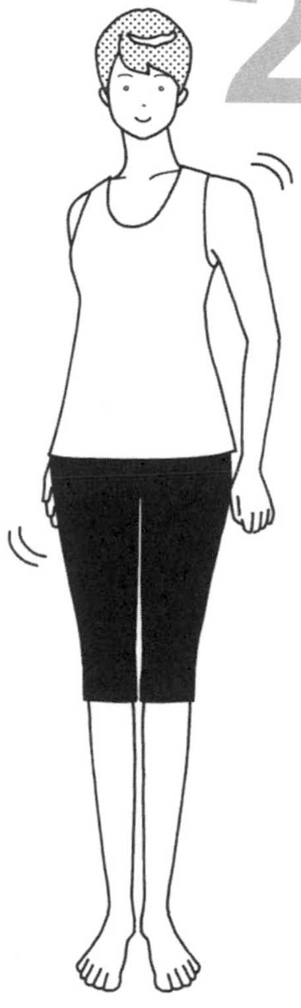

接著就像小孩說「不要不要」那樣，以脊椎為主軸，扭轉上半身。肩膀前後自然晃動，手臂和手掌跟著肩膀一起甩動，這樣就可以了。臉部請往前，不要跟著動。

提升血液循環的「殭屍體操②進階篇 不要不要體操＋慢跑」

習慣不要不要運動之後，可以慢慢升級。先以基本姿勢站著（第135頁①），然後原地踏步。接著，慢慢加速，試著原地慢跑。跑著跑著肩膀會自然地前後晃動。慢慢放大這個動作，扭轉脊椎變成不要不要運動。這就是「殭屍體操進階篇」。雖然說是進階篇，但習慣之後任何人都能輕鬆做到。間歇性原地慢跑一分半為一個循環，重複做三組為一次，每天做三次就具有走路三十分鐘的運動效果。

除了能讓副交感神經處於優勢，殭屍體操還有另一個很大的優點。那就是運動後能夠促進全身血液循環。血液循環好的話，氧氣和養分就能充分傳送至胃部，能夠溫熱胃臟等內臟，改善人體機能。

殭屍體操❷ 不要不要運動＋原地慢跑

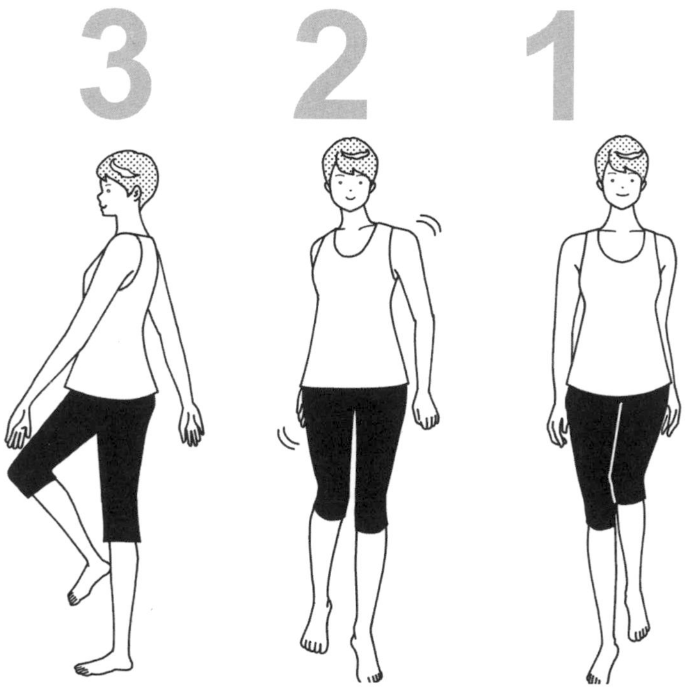

（間歇運動）
大幅度晃動雙手，踏步調整呼吸。休息三十秒之後，再進行步驟2一分鐘。

慢跑的時候，肩膀會自然地前後擺動，放大肩膀動作之後就變成不要不要運動了。手臂和手掌請自然甩動。持續這個動作一分鐘。

（準備運動）
抬頭挺胸站立，腹部用力。手臂和手掌放鬆。原地踏步並漸漸加速至輕微慢跑的速度。

★ 步驟2一分鐘→ 步驟3三十秒為一組，重複做三組為一次。
每天做三次最為理想。

矯正胃弱姿勢「朝上划船體操」

胃弱一族為了緩解胃部緊張的狀況，往往會有向前拱背的習慣。有疼痛症狀的時候這麼做無所謂，但養成駝背習慣之後會一直壓迫胃部，導致容易胃酸逆流。另外，腰部、肩膀緊繃會形成壓力，導致交感神經處於緊張狀態。

我在此為大家介紹，找回正確姿勢的絕佳運動「朝上划船體操」。以划船的姿勢，鬆開肩胛骨周邊的肌肉並開胸深呼吸。這種運動也有放鬆的效果，能連帶預防並改善肩膀痠痛。

朝上划船體操

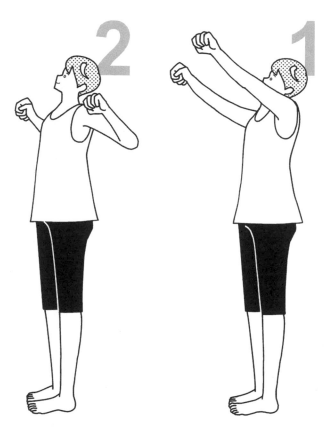

手肘直直往後拉，夾起左右側的肩胛骨。之後伸直手臂回到步驟1，再重複步驟2。

感覺像是朝大樓的五樓方向看一樣，雙手朝同方向抬起，微微挺胸。

★ 重複五到十次步驟1、2為一組，每天做二到三組即可。

減輕壓力的「4-7-8 呼吸法」

這是畢業於哈佛大學的醫學博士安德魯・威爾（Andrew Weil）提倡的呼吸法。**透過呼吸緩解交感神經的緊繃，讓副交感神經處於優勢，目的在於進入深層的放鬆狀態**。

方法非常簡單。用鼻子吸氣數到四，然後憋氣數到七。接著慢慢吐氣數到八。重複三到四次，大約持續一分鐘就會想睡了。呼吸的話隨時隨地都能做，如果你覺得有點疲勞或焦躁，請試試看這個方法。

減輕壓力的「4-7-8呼吸法」

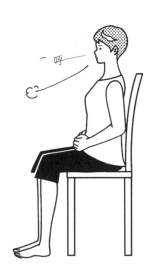

1 坐在椅子上抬頭挺胸，穩定下半身。

2 雙手放在肚臍下十到十五公分的「丹田」處，用嘴巴呼出所有的氣。

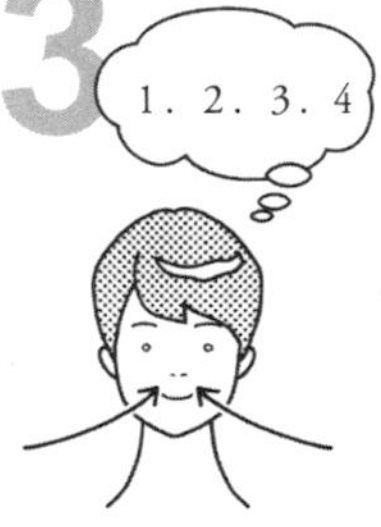

3 閉上嘴巴，花四秒鐘從鼻腔吸氣。

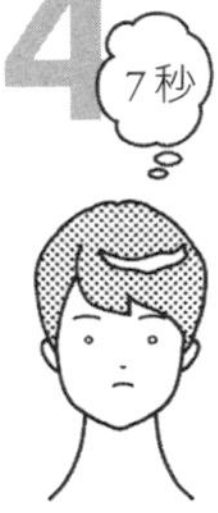

4 憋氣七秒鐘。

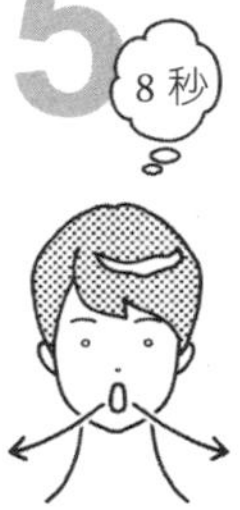

5 花八秒鐘的時間，用嘴巴吐出所有的氣。

★ 重複步驟3到5。如果步驟5吐氣八秒會覺得不舒服，可以調整為6秒，步驟3的吸氣時間減半為三秒。

有空的時候再做困難的運動

像是肌肉訓練那樣的無氧運動或者慢跑、拉筋等有氧運動，只要在一定的強度下進行，心跳和血壓都會提升。此時，交感神經會處於優勢，全身陷入興奮狀態。運動結束後，會變成副交感神經處於優勢，血壓和心跳都會慢慢平穩。這就是一般「藉運動消除壓力」的機制。

我們的日常生活中，往往會累積壓力，導致交感神經長時間處於優勢。如果有時間確實運動、放鬆精神當然最為理想，但假設在每天工作後從事困難的運動，讓交感神經更緊繃，到了深夜仍保持興奮、睡不著覺的話，要花更久的時間才能讓副交感神經處於優勢。

尤其胃弱一族吃得少，往往平常就能量不足。從事激烈的運動後，反而會因為太累而吃不下，可能會讓胃的症狀惡化。胃弱一族若要從事困難的運動，最好選在時間充裕的假日。如果要在平常生活時做點運動，那麼殭屍體操這種和緩的有氧運動最適合。而且每天只要做三分鐘左右即可，請努力持之以恆。

壓力管理篇

想像「十年後的自己會怎麼想？」

「我要是沒說那種話就好了」、「要是當初這樣做就好了」任誰會有像這樣對自己過去的言行舉止感到後悔、懊惱的時候。完美主義者、神經質、太過認真、愛面子的人，往往會像這樣在意過去發生的事情。就算知道過去的事只會讓自己和胃受苦，也仍然無法釋懷。

其實我以前也是這樣。不管是在成為醫生後，還是十年前開始上電視的時候，我都經常在錄完節目之後，進行腦內反省大會：「剛才應該這樣回答來賓的意見才對」、「剛剛有點結巴，好丟臉」。雖然我覺得上電視很開心也很喜歡，但同時這也是一大壓力，曾讓我出現胃痛的症狀。

直到近幾年才開始出現改變。我某次突然想到「自己這些小失敗，會有誰記得呢？」突然覺得自己的煩惱好渺小。彷如從天上、從宇宙看見自己在地上磨磨蹭蹭的樣子。

人只要活著，難免會失敗。不過，你會記得從年輕時到現在的所有失敗嗎？如果搭著時光機回到十年前，應該會告訴自己：「那種程度的失敗根本沒什麼，反正你以後就會忘了。」或者也會想鼓勵自己：「那場失敗對現在的人生完全沒有負面影響，完全可以不用在意啊！」

各位不妨想像一下，十年後的自己對今天的失敗會怎麼想。

應該會覺得沒什麼。

不需要放在心上。

只要努力爭取下次機會就好了。

如果他人對自己說了什麼不好聽的話，只要告訴自己「反正十年後大概也不會和這個人有來往」即可。

像這樣培養轉換心情的習慣之後，現在大家都認為我是正面積極的人。因為壓力而胃痛已經是過去式。請大家也務必試試看，想像搭乘時光機回到十年前看自己的感覺，或許這會比胃藥更有效。

比起言行，更要在意打扮

我想告訴因為緊張而胃痛的人：「其他人並沒有如你想像的那樣，那麼注意你的一舉一動。」雖然聽起來很冷漠，但這是事實。譬如我在電視或演講中提到的事情，很少會有人一直記得，大多數的人都是認同之後就馬上忘記了。大家在工作上的會議發言、和朋友交換資訊時，即便知道內容，也不會完全記得誰說了什麼話吧？

我是因為上電視之後，才發現這一點。剛開始上電視的時候，我會在好幾天之前就做好準備「要怎麼表達」。當時邀請我的直播節目主持人是三野文太先生。因為他都不照劇本主持，導致我一直都很緊張，遲遲無法適應。

可是，觀眾根本就不可能知道節目有沒有照我準備的內容進行。比起這個，當場努力傳達「希望大家能夠了解這件事！」反而比較受觀眾歡迎。我漸漸能夠從這個角度思考。這是托經驗的福，才能獲得的智慧。

另外，我還透過親身體驗學到一件事。無論是觀眾，還是眼前的相關人員、患者，即便會忘記他們的行動和說過的話，但**外表給人的印象意外地會讓人記得很久**。無論說話的內容再怎麼好，如果頭髮很亂、袖口破破爛爛還露出鼻毛，那就完全白費工夫了。反之，如果有確實打扮，就算話說得不漂亮也能提升信任感。

人一旦緊張，就會沒來由地出現「未來的自己或許也會失敗」的壓力。反正不管怎麼煩惱都無法逃脫可能失敗的狀況，那至少可以試著把自己「打扮得完美」吧？或許這麼做，意外地能讓你從緊張狀態中解脫。

忘掉胃過生活吧！

保養胃臟很重要。不過，太在意胃的問題，導致限制生活和行動也並非益事。當然，暴飲暴食、忽視胃臟的悲鳴、過度努力工作也不可取。

然而，**人生當中難免會有需要同時安撫胃臟又得努力工作的時候**。面對艱困的情形時，不妨試著乾脆忘記胃的問題，專心在眼前的事情上。或許你就會專注的時候，把胃部不適忘得一乾二淨。就像專心打高爾夫球的時候，往往會忘記自己陳年的腰痛毛病一樣。

不過，當心情和體力漸漸有餘裕之後，難免又會開始注意胃的問題，這種時候就吃一些好消化的食物、讓身體多休息，藉此慰勞辛苦的胃吧！

「嗜好」要適可而止

有胃患者告訴我：「因為照顧父母太累、累積壓力，導致胃痛。」為這名患者看診的時候，我也會告訴他：「這件事應該不需要您一人承擔。」之後，這位患者為父母申請日間照護，每週可以有一到二次的自由時間，但他又再度因為胃痛來看診。我問他：「空閒時都在做什麼呢？」他笑著說：「做自己有興趣的事。」看來胃痛症狀沒有改善，原因就出在這裡。

人只要碰到自己的嗜好，就會專心過頭。因為這樣，引起肩頸痠痛的症狀，在人際關係上有了新的壓力、覺得疲勞。平常努力生活的人，好不容易有了自由時間，當然要以放鬆心靈和身體為優先。真的非常疲憊的時候可以選擇補充睡眠，如果有餘力能夠活動，可以在睡前進行走路之類的輕度運動，這樣的狀態比較理想。這麼做自律神經就能得到平衡，讓你獲得良好的睡眠品質。

抱怨無法消除壓力

有人說「和朋友互吐苦水可以消除壓力」，這是真的嗎？

當場一口氣抱怨完，或許會覺得神清氣爽。但回到家之後，也可能再度想起那件討厭的事。另外，告訴他人之後，自己內心的煩躁感變得具體，有時候反而會更煩。日常生活中往往也會有「下次和朋友聚會的時候，一定要抱怨那件事」之類反而像是在挑毛病的狀況，黑暗的煩躁感可能會因此累積。結果，向別人抱怨不只無法消除壓力，還會讓壓力加倍。

別把自己心裡的垃圾拖出來，攤在別人面前。和友人聊天這麼珍貴的時間，應該要把討厭的事情封印起來，聊聊喜歡的藝人、美味的料理、什麼時候要去旅行等開心的事情，這樣才會讓人覺得神清氣爽。

順帶一提，為了消除壓力跑去吃到飽或自助式蛋糕店暴飲暴食、藉酒澆愁都是NG行為。暴飲暴食一定會對胃造成負擔，到頭來你只會留下無限悔恨。請記住「**對胃不好的方法，絕對無法解除壓力**」。

第7章 胃弱相關的Q&A……

大家有多了解胃呢？
本章將回答常見的疑問！

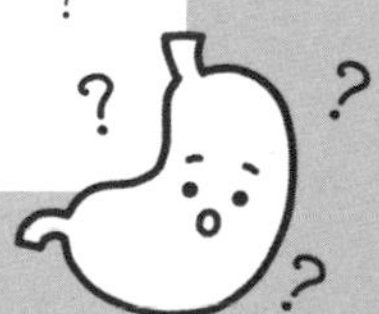

本章收集與胃相關的都市傳說、意外鮮為人知的事情進行驗證。大家聽過多少呢？

Q 胃不好真的會形成口臭嗎？

A 口臭有的和胃相關，但也有些完全無關。

和胃有關的其中一種口臭，是因為胃食道逆流伴隨而來的胃臟內容物有臭味。另外，打嗝衝上來的氣體，也會有臭味。

再來就是胃藥的副作用。H2-block 或 PPI 等抑制胃酸分泌的藥物，副作用是減少唾液的分泌量。唾液具有清除口腔雜菌、使細菌不容易繁殖的功效，唾液減少之後，雜菌容易繁殖，可能就會產生口臭。

和胃無關的口臭，通常都發生在口腔中。口腔內、特別是舌頭上的白色「舌苔」，棲息許多齒垢等細菌，它們靠吃食物殘渣維生並製造會發出臭味的物質。另外，也有可能會因為牙周病而產生口臭。

Q 胃下垂的人吃多少都不會胖嗎？

A 這是錯誤的。所謂的胃下垂，指的是胃臟的位置在比上腹還低的下腹部。胃下垂的人吃很多的話，下腹部會脹大，但上腹部不會。可能因為胖的地方不顯眼，所以才會有「胃下垂的人不會胖」的說法。即便胃下垂，對消化、吸收也不會有影響，所以和胃臟在標準位置的人一樣，吃太多一樣會胖。

Q 「甜點屬於另一個胃」是真的嗎？

A 真的會有另一個胃。吃飽之後看到甜點等美味的東西時，神經反射會讓胃活動，挪出空間接受好吃的東西，這一點在醫學上已經證實過。也就是說，所謂的另一個胃，是在胃裡創造新的空間。

Q 吃很多的話胃就會變大嗎？

A 胃只有在餐後才會脹大。消化之後，胃的內容物就會送至腸道，胃的大小也會回到原狀，不會因為食量導致胃的容量漸漸變大。能夠吃很多的人，並不是因為胃，而是飽食中樞失控，無法順利傳達「已經吃不下了」的信號。

Q 「胃部不適」是指什麼樣的狀態？

A 就是胃的黏膜層被破壞的狀態。用內視鏡看，就會發現胃壁有異常充血或小出血的現象。

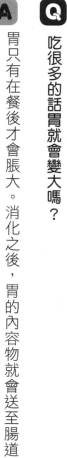

Q 身體檢查（疾病篩檢）和健康檢查能發現哪些胃部的問題？

A

健康檢查會透過胃部X光（使用鋇劑）或內視鏡（胃鏡）確認胃臟的構造問題，看看有無胃炎、潰瘍、瘜肉、癌細胞。

另外，身體檢查、健康檢查有檢測是否受幽門螺桿菌感染的選項。雖然須自費檢測，但也有透過血液確認有無受幽門螺桿菌感染或胃癌危險性的「ABC特定疾病篩檢」。這種篩檢能透過數據資料或肉眼觀察的結果，找到導致胃弱的病因。

然而，胃弱也有可能不是源自胃臟本身的異常，而是肇因於功能性消化不良（FD）或非糜爛性逆流疾病（NERD）等功能上的異常。這種疾病在身體檢查或健檢中，可能無法檢測出來。

Q 什麼是「打嗝」？

A

打嗝是累積在胃或食道的氣體從口腔排出的現象，又稱為「嗝氣」或「噯氣」。

打嗝的主要原因是飲食或說話時吞下的空氣。另外，含有碳酸氣體的碳酸飲料也是打嗝的原因之一。

「容易打嗝」有以下三種原因：

第一是用口腔呼吸。有慢性鼻炎、容易鼻塞的人大多用口腔呼吸，會從口腔吞入許多空氣。

第二是吞氣症（aerophagia）。這是一種源自壓力的症狀，因為會頻繁吞入空氣，所以胃中會累積氣體。

第三是胃弱。胃的機能變差，胃排出內容物的時間就會變慢，使得容易在胃內累積氣體。另外，胃和食道連接處的下食道括約肌容易鬆弛，也是胃臟容易累積氣體的原因。這不只是胃弱的人會發生，高齡者也有相同的問題。

常打嗝的人容易出現胃食道逆流的症狀，如果發現有這樣的症狀請到醫療機構就診。

Q 為什麼會因為中暑而失去食慾？

A 可能因為太熱對身體造成壓力，使得自律神經失調，連帶導致胃的機能變差。

另外，有人會說「夏天喝很多水會稀釋胃酸，所以胃腸狀況就會變差」不過這和水分攝取量沒有關係，而是因為夏天吃生冷的食物，導致胃臟受寒、血流不順，胃的工作機能才會不好。大家應該沒有聽說過喝很多熱開水導致胃部不適吧？為防止中暑，的確要確保飲用適當的水量，但考量胃的狀況，比起喝冷飲我更建議飲用常溫或溫熱的飲品。

Q 餐後馬上躺著睡覺，對身體不好？

A 一半正確，一半錯誤。

餐後食物容易逆流，所以罹患逆流性食道炎的人不能在餐後九十分鐘內躺下。

胃臟健康的話，為了讓消化器官——尤其是肝臟的血流變好，躺著反而有一定的效果。躺著的時候，送往肝臟的血流量最大，站姿時大約只有百分之七十，活動時肝臟的血流量只剩下百分之二十至三十。另外，餐後馬上活動，會讓消化器官需要的血液分散到大腦和肌肉，導致胃腸的活動力減弱。餐後三十分鐘到一個小時就算不躺下，至少也要放慢動作，保持消化器官的血液循環。

Q 宿醉為什麼會讓人覺得反胃？

A 酒精有傷害胃黏膜的作用。另外，酒後胃酸分泌過剩，會讓受損的胃黏膜再度受到傷害。

而且，酒精也可能會造成逆流性食道炎惡化。

大量飲酒會對身體造成壓力，使得胃臟機能變差，容易出現反胃等症狀。酒精代謝的過程中製造出來的乙醛有誘發嘔吐的作用。無論是否胃弱，喝酒最好量力而為。

Q 「喝酒之前先喝牛奶就不會醉」是真的嗎？

A 「牛奶會形成薄膜，使得胃臟難以吸收酒精」各位應該很常聽到這種都市傳說吧！

不過，這只是以訛傳訛。就算喝了牛奶，胃中也不會形成薄膜。另外，胃臟只會吸收三成的酒精，剩下則由腸道吸收。即便真的可以抑制胃臟的吸收，也不可能因此就喝不醉。

除此之外，還有「胃痛的時候喝牛奶或吃乳製品就好」這種都市傳說。這是因為牛奶或優格會稀釋胃酸，使得胃黏膜的刺激減弱，讓胃痛暫時得到緩解，所以被認為有一定的效果。然而，這充其量也只是在沒有胃藥（制酸劑）的時候暫做緊急處置而已，疼痛若沒有改善，請務必到醫療機構就診。

Q 胃不舒服但要應酬怎麼辦？

A 對胃弱一族而言，因為工作而不得不吃東西，實在是一件很痛苦的事。這種時候，不妨試著用以下的方法克服。

首先，要懂得推薦食物。事前收集資料，告訴對方「這個可是招牌料理」、

「這款是很受歡迎的酒」高明地勸酒、勸菜。如此一來，你就不需要配合賓客或周遭的人，以相同的速度飲食，同時又能完成應酬的任務。

第二，則是替賓客的胃著想。尤其是尾牙、歡迎會、送別會等季節，受招待的賓客很可能也面臨胃臟疲勞的問題。這時候選擇一些藥膳料理、豆腐料理等對胃溫和的餐廳，或許會讓對方更有好感。「抓住對方的胃」不只適用於家庭生活，也能讓社會生活更快樂。

Q　戒掉暴飲暴食，餐餐八分飽的秘訣是什麼？

A　我建議的方法有三種。

第一種方法是「蔬菜優先」。用餐時，先從熱量低的蔬菜開始吃，如此一來很快就會覺得飽，相對而言也會減少主食和主菜的攝取量。只要預防過量飲食，胃的負擔就會減輕，當然能有效改善胃弱。

第二種方法是仔細咀嚼。咀嚼會刺激飽食中樞，讓人很快產生飽足感，以免吃太多。胃弱一族不易消化大塊或較硬的食物，所以請少量細嚼慢嚥。

第三種方法就是把目標放在開心的事情上。如果只是單純想著「要減少食量」一點也不開心，當然很難執行。與其這樣，不如換個想法「減少食量↓變瘦↓穿漂亮衣服」，明確想像堅守吃八分飽會有什麼好事發生，自然會湧現強烈的動機。「減少食量↓胃的狀況變好↓旅行的時候能享受美食／工作變順遂」其實，吃八分飽能夠實現的好事，出乎意料地多喔！

對談

脫離胃弱一族之路

池谷敏郎×伊賀洋太（from《胃弱飲食》）

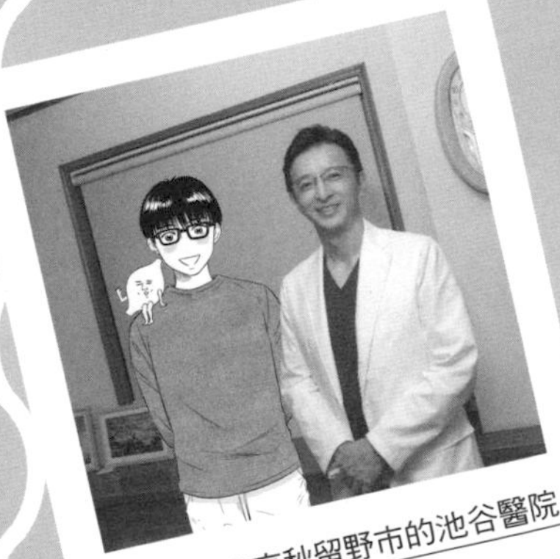

採訪於東京秋留野市的池谷醫院

伊賀洋太快速步上脫離胃弱一族之路？

伊賀 你好！我是胃弱代表伊賀洋太。今天可以和醫生商量各種煩惱，讓我很期待。請多多指教！

池谷 你好。《胃弱飲食》我看得很開心。我的診所也有很多像伊賀先生這樣胃部不適的患者喔！今天請不要客氣，有什麼問題儘管問。

伊賀 謝謝醫生。我從以前就是胃弱一族，吃飯的時候從來沒有續碗，也不曾點過大碗飯。畢竟我是男生，所以很憧憬「來個大碗牛丼！」然後稀里呼嚕地大口

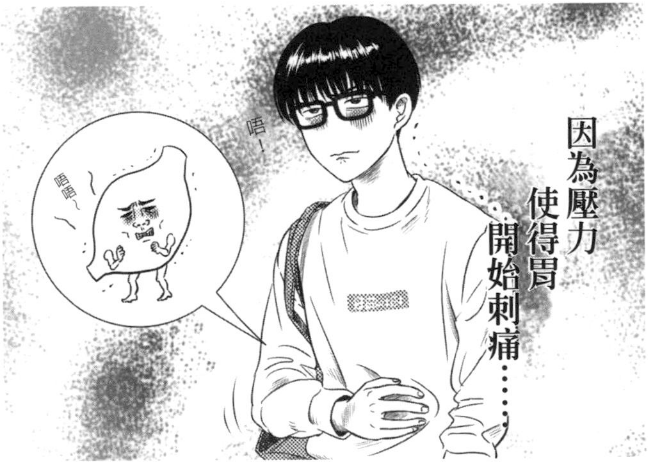

吃。

池谷　胃不舒服的確很難受呢。胃部不適的時候，工作意願降低、情緒也不好，很難有動力。光是生活品質變差，就已經是一大損失了。

伊賀　我的人生是一大損失……（震驚）為什麼我會一直有胃不好的問題呢？

池谷　嗯，這可能有好幾個原因。首先，伊賀先生有做過幽門螺桿菌的檢查嗎？

伊賀　幽門螺桿菌？我有聽説過。好像是「胃癌的成因」……啊，我的胃裡説不定有幽門螺桿菌嗎？

池谷　伊賀先生還很年輕，感染幽門螺桿菌的機率不到百分之三十，但最好還是做個檢查。如果受到感染，就確實進行殺菌療程。説不定光是這麼做就能改善胃弱喔！

伊賀　沒想到我這麼快就找到「胃強」之路！

池谷　是啊是啊。除此之外，還有其他改善的方法。完全不需要因為「自己本來就胃弱」而放棄。

靠「青春偶像劇」紓解壓力？

伊賀 如果我沒有感染幽門螺桿菌，那胃弱的原因可能是什麼呢？

池谷 應該是壓力喔。伊賀先生是容易感受到壓力的人嗎？平常很開朗，但意外地太過天真、抗壓力弱之類的。

伊賀 沒錯，我就是這樣！

池谷 如果是這樣的話，你罹患的可能是「功能性消化不良」。

伊賀 功能……消化……？

池谷 功能性消化不良即便是照胃鏡，也看不出任何異常，是一種胃部

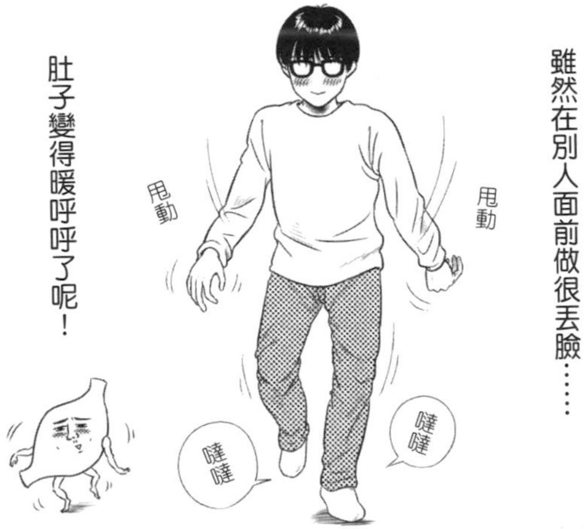

雖然在別人面前做很丟臉……
甩動
甩動
噠噠
噠噠
肚子變得暖呼呼了呢！

看起來健康卻有不適症狀的疾病。舉例來說，就像車子本身很正常，但司機駕駛技術很差。

伊賀 我想要讓駕駛技術變好（哭）！不過，要戰勝壓力很困難耶。

池谷 大家很容易誤解，其實處理壓力並不是「戰勝壓力」之類需要決勝負的事情。任何人都會有壓力，而且也不是每次都忍一忍就好。更重要的是，知道自己現在「有壓力」並且懂得排解它。譬如說，有可能靠呼吸就能排解壓力（第138頁）。還有我經常推薦的：「像青春偶像劇學習！」

伊賀 青春偶像劇，是指那種主角會突然狂奔的那種劇嗎？

池谷 沒錯。就像森田健作一群人一起在沙灘上邊跑邊叫那樣，就是那種感覺。**像那樣什麼都不想，無條件活動身體，紓解壓力的效果出奇地好。**不需要做到那個程度也無所謂，光是稍微慢跑一下，也能大幅減輕壓力。**壓力減輕後，血管會舒張，讓胃的血液循環變好。**

伊賀 改善血液循環很重要呢。我是設計師，所以幾乎很少在外走動。經常回過神來才發現已經坐著好幾個小時。

池谷 既然如此，不妨試著在工作場地內移動的時候作一點小運動怎麼樣？我從以前就提倡的「殭屍體操」（第131頁）非常簡單喔！去上廁所的時候，可以讓手臂像僵屍一樣甩動，再以平常步行時三分之一的速度慢跑移動。

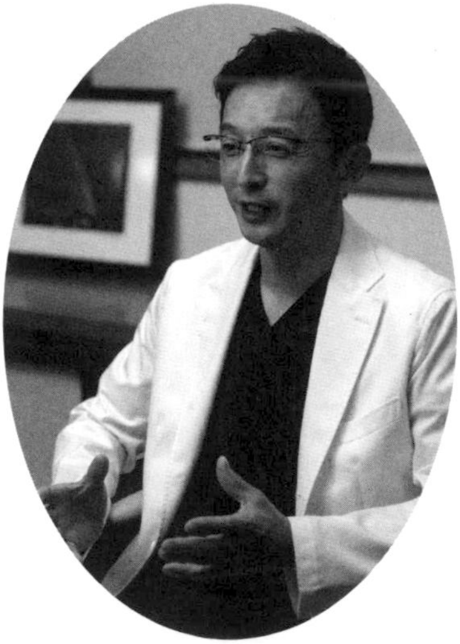

伊賀 要是被別人看見就丟臉死了……不過，我是自由工作者，只要自己在家的時候做就好了。我會試試看的！（和池谷醫師一起練習三十秒左右）……咦？

肚子周圍變得好溫暖！

池谷 就是這樣。抵達廁所之後，可以接著做「慢速深蹲」。不要一下子就坐在馬桶上，而是肚子用力，花十五秒的時間慢慢往下坐。起身的時候也一樣花十五秒。回座位的時候，也要做殭屍體操。如此一來，和什麼都不做的時候相比，運動量高達三倍。

伊賀　感覺身體變熱了！有種做了運動的感覺。

池谷　改善虛寒，對內臟血液迴還與胃腸都有正面影響。

推薦給胃弱一族的早餐和晚餐

伊賀　我還想請教用餐的方法。早上起床的瞬間就會覺得消化不良，所以沒什麼食慾。我已經盡量培養吃早餐的習慣了……

池谷　您都什麼時候吃晚餐呢？

伊賀　自己在家吃的話，大概晚上十點到十一點左右。然後凌晨一點或二點睡覺。

池谷　深夜時，胃會以大幅度的收縮進行「空腹時的清潔運動」，排空胃的內容物。這個機制是確保早上擁有正常食慾的必要措施，但晚餐如果太晚吃，這個機制就會無法順利運作。因此，**為了消除早上的消化不良，首先必須提早吃晚餐的時間。再來就是晚餐要選擇好消化的食物。**

伊賀 好消化的食物，譬如說？

池谷 主菜可以選擇清爽的白肉魚。用鋁箔包起來，和蔬菜一起蒸熟，很好吃喔！還有豆腐也很值得推薦。

伊賀 雖然我是胃弱一族，但晚上還是會想吃肉……

池谷 肉類的話可以選擇菲力等脂肪少的部位，也可以用燉煮的方式減少脂肪含量。

伊賀 原來如此！並不是肉類就等於油膩，只要盡量選擇清爽的就可以。

池谷 順帶一提，請問您都幾點起床？

伊賀 平常都是八點左右。最近經常一大早就要去開會，所以往往沒吃早餐就慌慌張張出門……

池谷 就算只吃一小口也好，早上還是要吃一點好消化的東西。不需要準備什麼特別的料理。**只要前一天晚上到便利商便買個優格或粥的料理包就可以了**。優格可以直接吃，粥的話用微波爐加熱一下就好，也可以加入半熟蛋。可以試著話一點時間，吃這類的東西。

伊賀　如果是優格或粥的料理包，感覺對胃很溫和，應該吃得下。

池谷　吃早餐一定對身體很好。生理時鐘會因此歸零，自律神經也會得到平衡，所以胃腸機能就能保持正常。而且，這樣也能消除壓力喔。

伊賀　生理時鐘啊……聽到醫生的這番話，讓我想起一件事。其實，我在成為設計師前，有二到三年的時間在便利商店打工。因為是夜班、日班不停改變的輪班制，持續這種生活一段時間後，胃的狀況就越來越差了。當時一起床就沒食慾，所以幾乎都沒吃早餐。

池谷　是這樣啊。據說生理時鐘紊亂一週，要花三週的時間才能調整回來。伊賀先生的狀

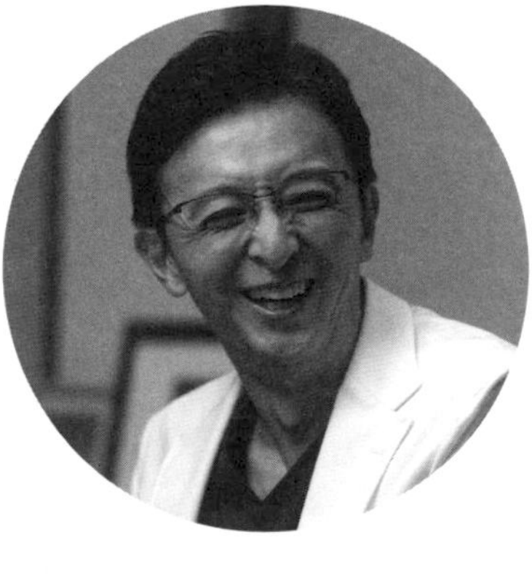

況是值夜班的時候，身體變成無法吃早餐的體質。而且直到現在也沒吃早餐，那可能就會造成生理時鐘無法歸零，陷入惡性循環。

伊賀 原來我胃弱的原因是在於過去的生活啊！

池谷 而且，生理時鐘紊亂也會使自律神經失調，更容易受到壓力影響。

伊賀 醫生，不要再說了！太恐怖了。（淚）

池谷 早餐是讓生理時鐘歸零的開關之一。像伊賀先生這樣的狀況，感覺可以先從每天吃早餐來改善胃弱。

最喜歡的甜點對胃不好？

伊賀 說到食物就想到這個，醫生有推薦的零食嗎？順帶一提，我今天的零食是紅豆吐司。

池谷 紅豆吐司？您吃這個，胃沒問題嗎？

伊賀 沒問題（斬釘截鐵）！我最喜歡吃甜食了。

池谷　甜食會促進胃酸分泌，胃臟狀況不好的時候最好避免。

伊賀　呃，不會吧！加很多生奶油的蛋糕的確難消化，所以我不會吃，但經常吃甜饅頭或麻糬丸子。

池谷　我自己一直到三十多歲時，每天也都會吃那些零食，當時我經常消化不良、胃酸逆流。現在戒掉零食，不但瘦了很多，胃也很健康。

伊賀　沒想到醫生也曾經是胃弱一族！不過，一樣都是胃弱一族，有些人很能吃甜食，但有些人完全不能吃，這一點還真是不可思議。

池谷　像我自己就是不太能吃醋類食物。應該是食物和胃也有八字合不合的問題吧。我聽患者描述，有些人不能吃咖哩，有些人不能吃醋醃洋蔥，有很多不同類型。

伊賀　好想治好胃弱，變成什麼都能吃的體質喔！

池谷　不過以治療生活習慣病的立場來看，胃弱也不見得都是壞事。生活習慣病的大敵是肥胖，成因之一就是吃太多、喝太多，但胃弱一族肯定不會吃不太多對吧？也就是說，**就預防生活習館病的角度來看，胃弱**

反而有利。

伊賀 醫生，您真的很懂得正面思考耶。我從來沒想過胃弱會有什麼好處。（笑）

池谷 很好很好，你這樣笑一笑，自然就能舒緩壓力了。早餐也好，運動也好，從自己力所能及的事情開始就夠了。如果胃的狀況稍微變好，就心想自己很幸運，請用這種心情輕鬆地嘗試看看吧！我想一定會有很好的轉變。

結語
不需要怨嘆自己「胃弱」

我小時候常常會有胸口正中間彷彿灼傷般的自覺痛楚。而且到了憂愁善感的年紀，更為原因不明的腹瀉而苦惱。回顧以前那個屬於胃弱、腸弱一族的自己，就會發現除了原本體質的問題，這些胃腸的毛病和飲食、生活作息甚至壓力有密切關聯。

小時候非常疼愛我的祖母經常準備地瓜、麻糬、糯米丸子，搭配濃濃的綠茶給我當點心。俗話說「三歲看大、從小看老」，我現在還是很喜歡這些食物。

而且，成年之後經常攝取酒、咖啡等飲料以及大量使用油脂、辛香料的料理，所以胸痛的症狀一直和我如影隨形。

成為醫生之後，我判斷自己的症狀大概是逆流性食道炎，症狀強烈時會暫時留意飲食並且內服胃藥。最後接受胃鏡檢查，確診為非糜爛性逆流疾病（NERD），但我並沒有改變過去那些不良的飲食生活。

直到我三十五歲左右，才出現改變這種醫生不養生的轉機。因為我成為開業醫生，需要指導許多病患改善生活習慣。既然要指導病患控制以碳水化合物為中心的暴飲暴食，保持優質睡眠與運動習慣，我自己也必須改善不良的生活習慣才行。

畢竟病患也不想聽一個代謝症候群的醫師給自己建議吧？

結果，我成功減重，血液數據也回歸正常值，而且好處還不只如此。我原本煩惱的來源——胃腸症狀，竟然因此完全改善。

雖然體質也是胃弱的原因之一，但因為嘗試過著顧胃的生活後，不只令人不快的胃腸症狀得到改善，還可以預防腦中風、心肌梗塞等心血管疾病以及可能提升癌症、失智症風險的生活習慣病。

不需要怨嘆自己「胃弱」！

請各位務必把胃弱當成自己的夥伴，笑著度過健康人生。

二〇一八年十一月十二日（祝各位都有個好胃！）

池谷敏郎

参考文献

『胃の病気とピロリ菌』浅香正博（中央公論新社）
『血管・骨・筋肉を強くするゾンビ体操』池谷敏郎（アスコム）
『老けない血管になる腸内フローラの育て方』池谷敏郎（青春出版社）
『管理栄養士を目指す学生のための解剖生理学テキスト第3版』岩堀修明（文光堂）
「空腹・満腹のメカニズム──中枢性摂食調整機構について──」太田一樹、『鎌倉女子大学学術研究所報』第12号 1-12頁 2012年（鎌倉女子大学学術研究所）
『FUSOSHA MOOK 逆流性食道炎を自力で防ぐ』大谷義夫監修（扶桑社）
「口腔細菌がおよぼす全身への影響」小川智久、『モダンメディア2017年8月号』63巻8号（栄研化学株式会社）
「ピロリ菌感染と胃内常在細菌叢」神谷茂、『感染症TODAY／ラジオNIKKEI』（日

経ラジオ社）
「空腹のときにこそ胃は働く」 北村昌陽、『NIKKEI STYLE』（日本経済新聞社　日経ＢＰ社）
『ぜんぶわかる人体解剖図』 坂井建雄　橋本尚詞（成美堂出版）
「抗消化性潰瘍効果を示す漢方薬の有効成分としてのリン脂質メディエーター研究」 田中保　藤川昴樹　渡辺志朗　藤田恭輔
『胃食道逆流症（ＧＥＲＤ）診療ガイドライン２０１５　改訂第2版』 日本消化器病学会 編集（南江堂）
『機能性消化管疾患診療ガイドライン２０１４　機能性ディスペプシア（ＦＤ）』 日本消化器病学会 編集（南江堂）
『患者さんとご家族のための胃食道逆流症（ＧＥＲＤ）ガイド』 日本消化器病学会 編集（日本消化器病学会）
『食品成分表七訂対応　健康管理する人が必ず知っておきたい栄養学の○と×』 古畑公　木村康一　岡村博貴　望月理恵子（誠文堂新光社）
『胃弱メシ』 マキゾウ 漫画　バーグハンバーグバーグ 原案（KADOKAWA）

『食事療法はじめの一歩シリーズ　消化がよく胃腸にやさしい胃・十二指腸潰瘍の安心ごはん』　宮崎招久 病態監修　髙橋徳江 栄養指導・献立（女子栄養大学出版部）
『別冊ＮＨＫきょうの健康「胃もたれ・胸やけ」は治せる』三輪洋人 監修（ＮＨＫ出版）
『胃弱の人のための、消化のよい献立と料理１２０品』宗像伸子 料理　植田理彦 医学監修（グラフ社）
「栄養を理解するための消化管運動の基礎」持木彫人、『外科と代謝・栄養』51巻3号（日本外科代謝栄養学会）
『日本食品標準成分表２０１５年版（七訂）追補２０１７年』（文部科学省）
「スルフォラファン含有食品　ブロッコリースプラウト摂取によるH.pylori 胃炎軽減作用と胃癌予防の可能性」谷中昭典　田内雅史　山本雅之　兵頭一之介、『日本補完代替医療学会誌』２００７年4巻1号
「タウリン（7）酒酔い、胃の炎症抑制に効果」横越英彦、『食と健康Express』（静岡県立大学　食品栄養科学部）

"The Ameliorating Effect of Lactobacillus gasseri OLL2716 on Functional Dyspepsia in Helicobacter pylori-Uninfected Individuals: A Randomized Controlled Study."

Digestion, 96(2):92-102（2017）

Journal of Gastroenterology and Hepatology, 27, 888-892(2012)

Stroke, 47(2):581-641(2016)

顧胃食物迷你事典

《胃弱一族，今天要吃什麼？》

監修　館野真知子（料理研究家・營養師）

INDEX

食品或料理在胃中停留的時間

1 小時 30 分鐘	半熟蛋（100g ＝ 2 個）
1 小時 45 分鐘	燕麥飯、白米粥、蘋果（100g ＝ 1/2 個）
2 小時	饅頭（200g）、鯛魚生魚片（50g）、牛奶（200ml）
2 小時 5 分鐘	砂糖、糖果
2 小時 15 分鐘	白飯、仙貝
2 小時 30 分鐘	蕎麥麵、麻糬（2 個）、馬鈴薯、生雞蛋（100g ＝ 2 個）扁口魚生魚片
2 小時 45 分鐘	麵包（200g）、烏龍麵（100g ＝ 1/2 玉）、煎蛋捲、燉牛肉
3 小時	烤地瓜
3 小時 15 分鐘	魚板、豬肉、冰淇淋、燉竹筴魚
3 小時 45 分鐘	蛤蜊、蝦
4 小時	炸蝦
4 小時 15 分鐘	牛排、鰻魚、鯡魚卵
12 小時	奶油（50g）

※ 沒有特別標示的食物皆為 100g

本文整理了胃部不適、想吃溫和的食物時，能夠派上用場的食物選擇重點與料理祕訣。

請應用在選擇外食或採買、料理等各種日常生活中。

這一點也要確認！

- 營養成分中消化最快的是碳水化合物。含有碳水化合物的食品主要有白飯、麵包、麵類等主食，除此之外還有甜點類食物。不過，甜食會促進胃酸分泌，所以對胃不太好。
- 消化第二快的是蛋白質。蛋白質存在於肉類、魚類、乳製品、雞蛋、豆類、豆製品。
- 最難消化的是油脂。油脂存在於沙拉油、橄欖油、芝麻油、奶油、乳瑪琳等食物中。

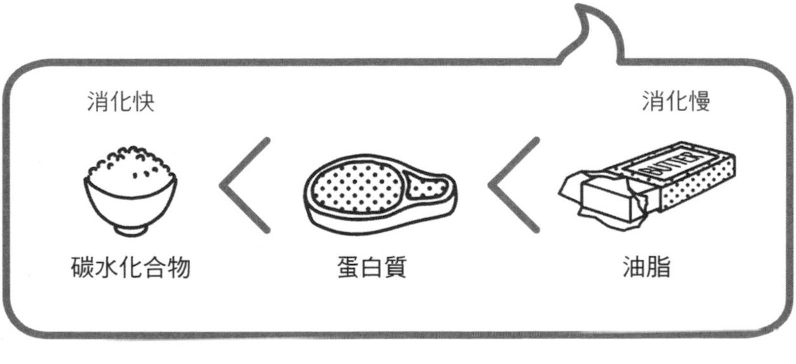

● 食材的選擇方式

主食類

請記住一個要點「粉末比顆粒容易吸收」。顆粒主要指米飯。食用整顆米粒的米飯或茶泡飯對消化不好，煮爛變成粥之後就會很容易消化。

麵粉製成的麵包、烏龍麵、義大利麵顆粒比米飯還小，所以容易消化。然而，麵包和麵類如果使用含有小麥皮的麵粉，也會不利於消化。

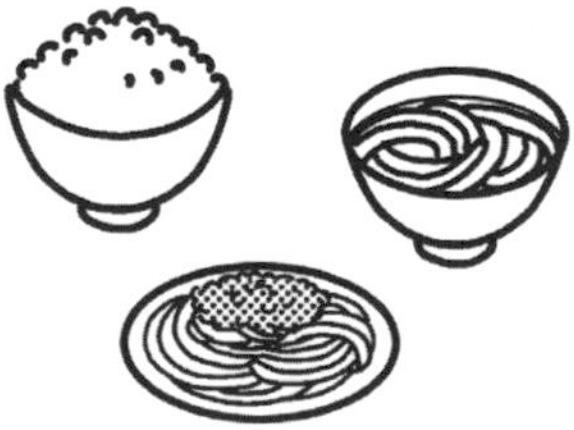

☞ 這一點也要確認！

- 像麵線、蕎麥麵等麵類往往會沒有仔細咀嚼就吞下，所以不利於消化。另外，麵線不易消化的另一個原因，是因為製造過程中使用了油脂。

烏龍麵比較粗，通常會仔細咀嚼，所以一般認為有利於消化。

- 在麵包上塗抹奶油、義大利麵使用橄欖油等油脂類的醬汁，即便是麵粉製成的食品，和油脂搭配後就會變得不好消化。
- 白飯中含有的澱粉，冷卻之後會變成「抗解澱粉」這種難消化的物質。加熱之後就會恢復成一般的澱粉，所以吃飯糰的時候不要在冷卻的狀況下吃，請加熱後再享用。順帶一提，海苔不利於消化，所以建議吃飯糰的時候可以拿掉海苔。

魚貝類

重點不在種類，而是要看「脂肪含量」和「硬度」選擇。

鱈魚、鰈魚、鯛魚等脂肪含量少的白肉魚最好消化，秋刀魚、鯖魚等脂肪多的青魚和油脂豐厚的鰻魚、鮪魚都不利於消化。另外，花枝、章魚、貝類這種料理過後會變硬的食材，也不好消化。

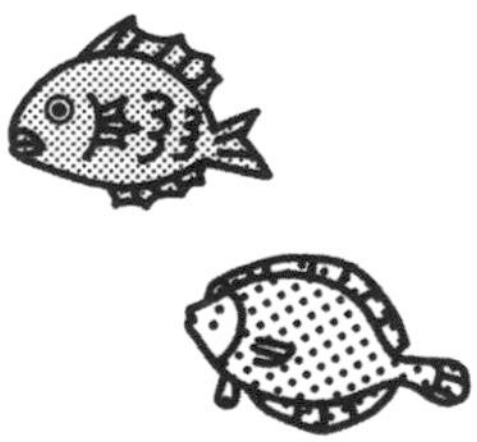

這一點也要確認！

- 魚乾除了鹽分多以外，脫水也會讓食材變硬，胃部不適時請避免食用。
- 鯖魚和鮭魚罐頭因為魚肉柔軟，所以比起生鯖魚和鹽漬鮭魚，對胃更沒有負擔。不過，由於鹽分高，所以必須透過不使用罐頭醬汁、和蔬菜一起料理的方式使用。

肉類

最適合推薦給胃弱一族的肉類就是雞肉。脂肪少、水分多而柔軟，所以很好消化。

如果要選擇種類的話，最好選脂肪少的部位。

下述數值為主要部位每一百公克的脂肪含量（公克）。由少到多按順序排列。

牛肉

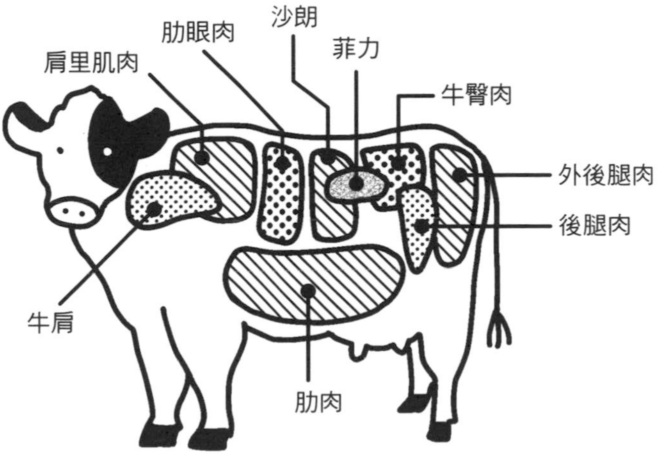

菲力（11.2）< 後腿肉（13.3）<外後腿肉（16.3）
< 牛肩（19.6）<牛臀肉（17.8）< 肩里肌（26.4）
<沙朗（27.9）< 肋肉（39.4）< 肋眼肉（37.1）

※ 一般牛肉（乳用肥育牛肉）。除菲力以外都有含脂肪

豬肉

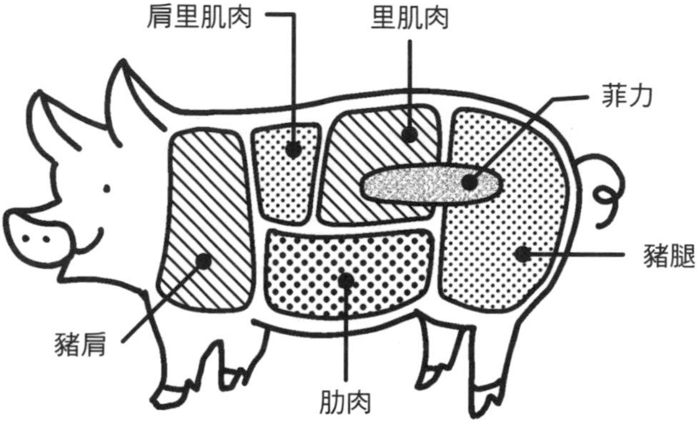

菲力（3.7）＜豬腿（10.2）＜ 豬肩（14.6）＜ 肩里肌 · 里肌肉（19.2）＜肋肉（35.4）

※ 大型肉豬。除了菲力以外的肉都有脂肪

雞肉

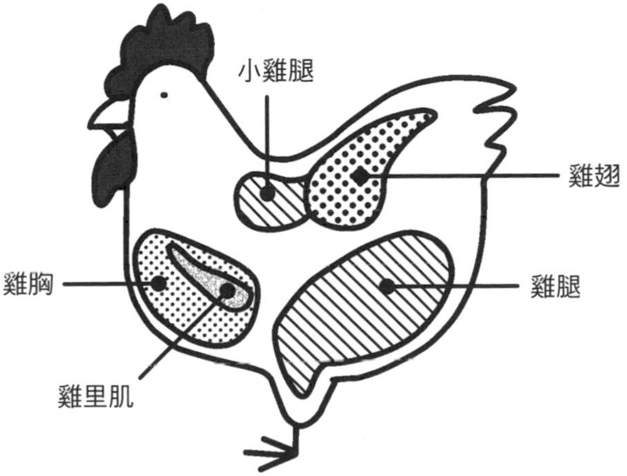

雞里肌（0.8）＜ 雞胸（5.9）＜ 小雞腿（12.8）＜
雞腿（14.2）＜ 雞翅（16.2）＜雞皮（51.6）

※ 一般成雞的比例。除了雞皮和雞里肌之外都以含雞皮的方式計算

☞ **這一點也要確認！**

- 火腿、培根、維也納香腸等加工肉類，含有很多鹽分和脂肪。如果是加入湯裡還算OK，但若是培根蛋之類需要使用油脂的料理請盡量避免。
- 絞肉已經把肉攪碎，所以是對消化好的食材。牛肉、豬肉等紅肉建議使用絞肉，雞肉則是去完皮之後再做成絞肉、肉末。

蔬菜・芋薯類・菇類・海藻

這些食品富含各種維生素、礦物質，最好每次用餐都能攝取。然而，這些食品的食物纖維非常豐富。食物纖維雖然是保持腸道健康重要的營養素，但人類的消化器官無法消化，所以會對胃腸造成負擔。

攝取蔬菜、芋薯類、菇類、海藻時，請使用對胃不會造成負擔的方法料理再食用。另外，特別難消化的食物有以下幾種：

・竹筍和牛蒡等口感硬的蔬菜

・玉米和青豆等難消化的帶皮蔬菜

・竹筍、蒟蒻、海藻等食物纖維多的食材

這類的食物除了少吃之外，胃部不適的時候更要避免攝取。

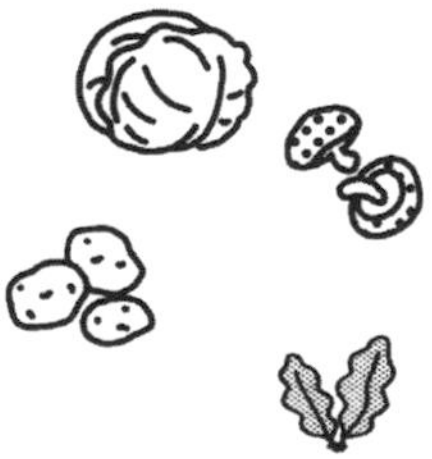

這一點也要確認！

・芋薯類之中，馬鈴薯、里芋、長芋、山藥較好消化，地瓜因為富含纖維，較不利消化。如果山藥是在磨成泥、細胞被破壞後的狀態食用，更能減輕對胃的負擔。

・即便是相同的食品，用不同方式料理，好消化的程度也會不一樣。譬如馬鈴薯料理中，按照好消化的順序排列，各料理的順序為「馬鈴薯泥－馬鈴薯燉肉－馬鈴薯沙拉－炸馬鈴薯」。

豆類・豆製品

很多豆類都有堅硬的外皮包覆，所以像燉煮豆、毛豆這種連皮吃的料理，對消化並不好。另一方面，豆漿、豆腐、黃豆粉等將豆類碾碎加工後的食物較好消化，蛋白質高、脂肪少，所以胃弱一族一定要好好利用。然而，油豆腐、炸豆腐等使用油脂加工的食品，就會比較不好消化。

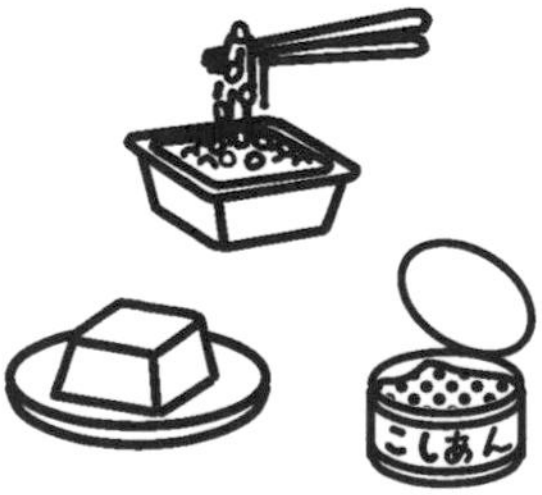

這一點也要確認！

- 納豆是整顆黃豆製成的食品，發酵作用有助消化，營養吸收性高，所以胃弱一族也能食用。碎納豆是黃豆碾碎製成的食品，比起整顆黃豆製成的納豆更好吸收。
- 如果是紅豆泥，比起有含紅豆皮的顆粒餡，紅豆沙更好。

牛奶・乳製品

牛奶和優格是代表性的好消化食物。富含蛋白質，但牛奶（普通牛奶）每一百公克內的脂肪為三點八公克、優格（全脂無糖）則不到三公克，是非常適合胃弱一族攝取營養的食品。另外，因為優格富含能在胃內活動的乳酸菌，所以也很推薦。

生奶油和奶油的脂肪含量很高，胃部不適時最好避免。另外，起司鹽分含量高、脂肪多，最好少吃比較安心。

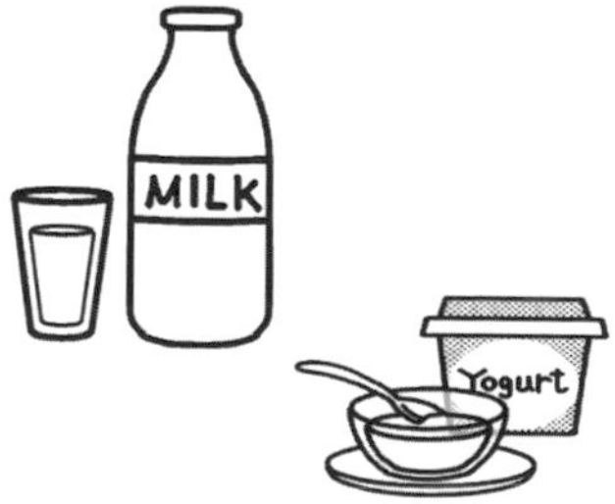

雞蛋

最好消化的是半熟蛋，醫院餐點也經常使用。茶碗蒸營養價值高，也是對胃很溫和的料理。

生雞蛋的蛋白富含「親和素」這種蛋白質，和蛋黃中的「生物素」這種維生素結合後會變得難消化。不過，雞蛋加熱後，親和素會變質，降低影響力，所以半熟蛋比生雞蛋好。

全熟的白煮蛋或使用油脂煎熟的蛋捲、蛋包，和半熟蛋相比，消化性略差一點。

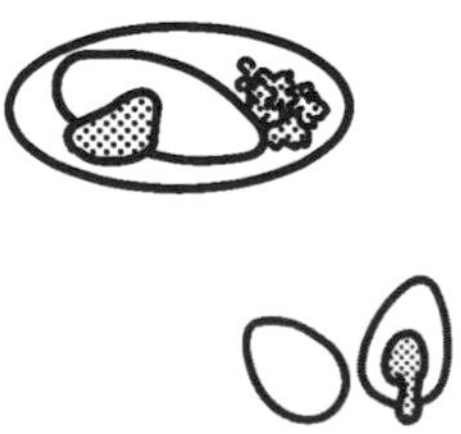

甜點

大家往往會認為「沒食慾的時候可以用甜點補充能量」，但甜食會促進胃酸分泌，所以胃部不適或對胃酸敏感時，最好避免吃甜食。

不管是日式還是西式的甜點，越甜的食物對胃的負擔越大。另外，加入砂糖等甜味劑、油脂的餅乾、蛋糕、甜甜圈、麻花捲等零食，更加不利消化。想吃甜食時，建議選擇果凍、布丁、水果優格等柔軟、甜度較低的食物。

這一點也要確認！

- 如果是泡芙等使用奶油的甜點，比起生奶油內餡，選擇卡士達醬較佳。

卡士達醬的原料是雞蛋、砂糖、麵粉等相較之下較好消化的食材，生奶油則含有大量乳脂肪。

- 如果是蛋糕類甜點，與其選擇分量厚重的類型，不如選擇戚風蛋糕、鬆餅、馬芬蛋糕等輕巧的甜點較佳。不建議吃蜂蜜蛋糕、銅鑼燒等過甜的點心。
- 餅乾要選擇原味。加入大量奶油的莎布蕾屬於NG食物。加入果乾或堅果的餅乾不利消化。
- 仙貝最好選擇簡單烤過的。口感硬的烤仙貝，過鹹的醬油仙貝、炸仙貝也是NG食物。

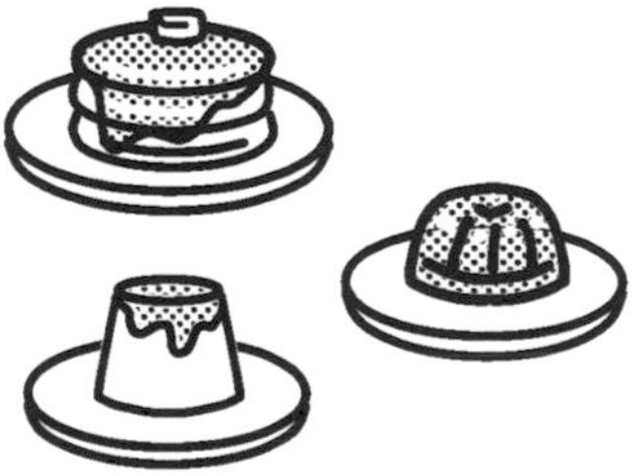

●料理時的處理方式

醫院餐點也會用到的料理祕訣

①斷纖維。

蔬菜和肉類從垂直方向用菜刀切斷纖維，就會比較容易消化。譬如洋蔥或西洋芹，只要從垂直根部的方向切斷即可。

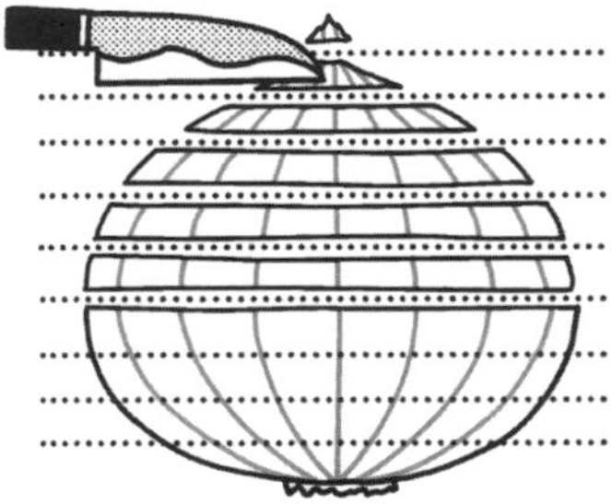

洋蔥

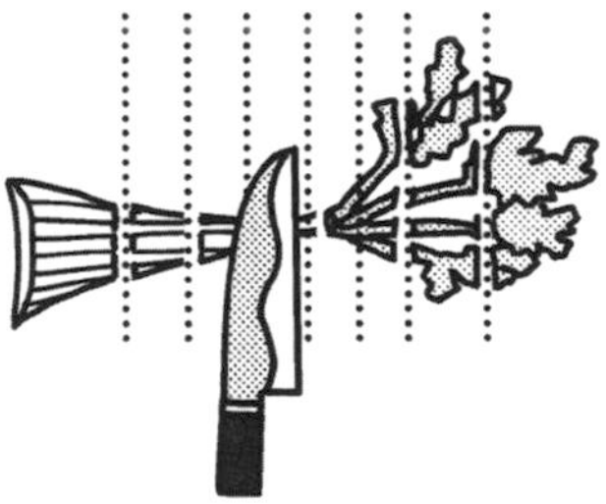

西洋芹

②切碎。

切成比一口更碎的大小，切得越碎食物會越快在胃中分解，能減輕對胃的負擔。紅蘿蔔等根莖類如果可以磨成泥，就更好消化了。

③剔除表皮、粗纖維、脂肪。

剔除番茄和茄子等蔬菜的表皮、西洋芹和秋葵的粗纖維、雞肉的筋、肉類的脂肪等難消化的部分。

・剔除西洋芹的粗纖維

如下圖用菜刀淺淺劃開，像削皮一樣剔除粗纖維。

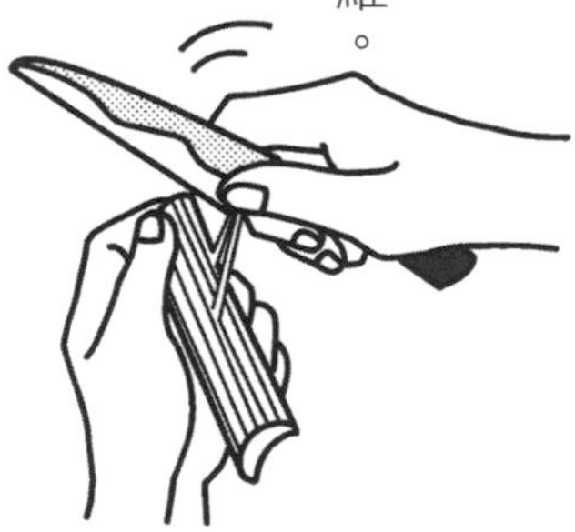

・剔除雞肉的筋
〈1〉在有筋的部分切一刀
〈2〉在劃開的地方插入菜刀
〈3〉拉出筋的部分

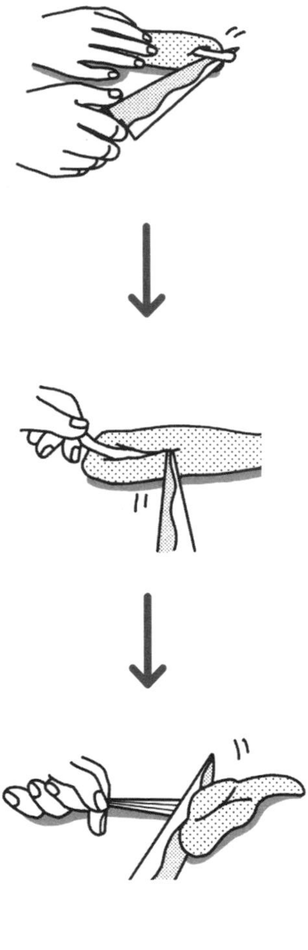

④仔細加熱蔬菜和肉類，煮到變軟為止。魚肉不要加熱過頭。

最好把蔬菜和肉類切碎，用慢慢燉煮的方式煮到軟爛。另一方面，魚肉加熱過度就會變硬，所以要適可而止。

⑤盡量不用油料理。

料理方法建議盡量採用不用油的蒸煮、把食材煮到軟爛的燉煮、滷燉、煮成湯等。炒菜的話就要選柔軟的食物，並且減少用油的量。需要使用大量油脂的油炸食物、天婦羅屬於NG料理。

⑥不使用刺激物。

避免使用辣椒、芥末等辣味強、容易引起食欲的（＝促進胃酸分泌）辛香料。

⑦調味清淡。

甜味、鹹味等口味越重的食物，越容易促使胃酸分泌。調味要注意保持清淡。巧妙使用含有鮮味的食材，就能製作出令人滿足的美味料理。

☟ **這一點也要確認！**

- 使用高湯、柴魚、昆布片加入鮮味，以減少鹽和醬油的用量，而且也不會因此覺得少了一味。另外，香草、不辣的香料也可以達到增加滿足感的效果。
- 另外也建議使用發酵調味料鹽麴或甜酒釀、味醂、加熱後的醋（酸味會變得溫和，避免過度刺激胃部）。發酵食物的能量會讓你變強壯，就算口味清淡也能感受到美味。
- 番茄、蘆筍、青花菜是含有很多鮮味的蔬菜。除了用來當作主食材之外，也可以切碎加入炒菜或湯品中提升鮮味。加入香草或不辣的香料，更能增添滿足感。

給胃弱一族的建議

胃弱一族的胃不好，經常說自己沒食慾就減少食量，吃得少會導致營養不足，體力也會變差，肉體和精神上的活力都會跟著變低。可以的話，最好早、中、晚三餐正常，盡量每餐都吃一點。

不過，胃弱的時候一次吃太多會不舒服，而且就算吃了也要花很久的時間才能消化，所以可能因此覺得消化不良。這種時候不需要勉強，建議吃自己能吃得下的量，分成多次食用即可。

用餐時盡量注意，均衡攝取熱量來源的「碳水化合物」以及組成身體的原料「蛋白質」、「脂肪」、「維生素」、「礦物質」等食物。胃部不適時，往往會避免攝取脂肪，但脂肪是製造細胞和賀爾蒙的重要養分。雖不需要大量攝取，但也不能過度避免攝取脂肪。

Column 1 胃弱一族去家庭餐廳該怎麼點餐？

建議菜單為「高湯粥」、「絞肉勾芡豆腐」、「玉米濃湯（不是顆粒狀，而是稠糊狀的濃湯）、「烏龍麵」、「鋁箔烤白肉魚」、「日式雞肉排」等。

Column 2 食用方式也要多一道工夫

相同的食物，只要仔細咀嚼就能減輕對胃的負擔。仔細咀嚼代表不能邊看電視或邊工作，必須戒除「邊看邊吃」的習慣，專注在用餐這件事。另外，吃咖哩或丼飯等食物，往往會用大湯匙迅速、大口地吃，沒有仔細咀嚼就吞下去。請用小湯匙或筷子吃東西並搭配茶飲，讓自己有放下筷子的時間，養成慢慢用餐的習慣。

Column 3

推薦給胃弱一族！「碎豆腐味噌湯」

作法很簡單。先在高湯中融入味噌，就像做一般的味噌湯一樣。然後將嫩豆腐用篩子或濾網壓碎，再加入味噌湯就完成了。味噌是發酵食品，所以有助消化，高蛋白質的豆腐也可以補充營養。溫熱的味噌湯可以溫暖胃臟，讓血液循環變好。

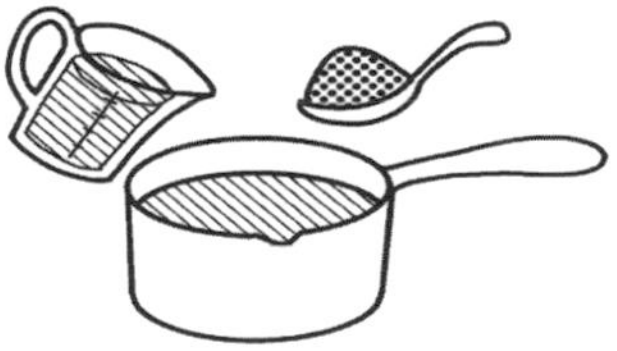

①製作味噌湯

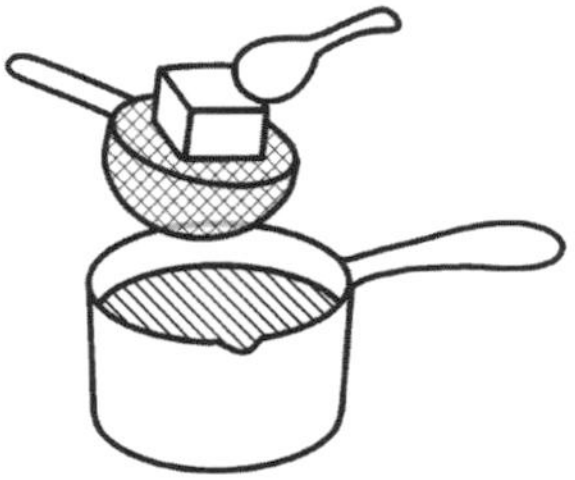

② 用濾網壓碎豆腐加入鍋中

監修

館野真知子（料理研究家・營養師）

以營養師的身分在醫院任職後，赴愛爾蘭的料理學校留學。應用發酵的知識與經驗，研發、指導有益身體健康的實用料理，參與NHK《今天的料理》等許多媒體節目。著有《開始自己做料理用甜酒！》（光文社）、《做出美味的醃菜》（成美堂）、《改變飲食就能改變大腦！預防失智症的小食譜》（PHP研究所）等書。

高寶書版集團
gobooks.com.tw

HD 120
胃弱使用說明書：解除消化不良、胃食道逆流、胸悶、壓力型胃痛，日本名醫認證的顧胃指南
人生は「胃」で決まる！胃弱のトリセツ

作　　者　池谷敏郎
漫　　畫　@makizou_11
漫畫原案　BURG HAMBURG BURG.Inc
譯　　者　涂紋凰
責任編輯　賴芯葳
封面設計　林政嘉
內頁排版　賴姵均
企　　劃　鍾惠鈞
發 行 人　朱凱蕾
出　　版　英屬維京群島商高寶國際有限公司台灣分公司
　　　　　Global Group Holdings, Ltd.
地　　址　台北市內湖區洲子街88號3樓
網　　址　gobooks.com.tw
電　　話　（02）27992788
電　　郵　readers@gobooks.com.tw（讀者服務部）
　　　　　pr@gobooks.com.tw（公關諮詢部）
傳　　真　出版部（02）27990909　行銷部（02）27993088
郵政劃撥　19394552
戶　　名　英屬維京群島商高寶國際有限公司台灣分公司
發　　行　英屬維京群島商高寶國際有限公司台灣分公司
初版日期　2020年04月

國家圖書館出版品預行編目（CIP）資料

胃弱使用說明書：解除消化不良、胃食道逆流、胸悶、壓力型胃痛,日本名醫認證的顧胃指南 / 池谷敏郎作；涂紋凰譯. -- 初版. -- 臺北市：高寶國際出版：高寶國際發行, 2020.03
面；　公分. --（HD 120）
譯自：人生は「胃」で決まる!胃弱のトリセツ

ISBN 978-986-361-811-9（平裝）

1.胃疾病　2.保健常識

415.52　　109001926